觀復
GUANFU

人老心未老，关键常用脑；
人间重晚晴，天意怜幽草。

为《老小孩日记》荐

马未都
癸卯秋分

老小孩日记

写出来的最强大脑

张占军 著

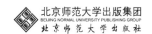

北京师范大学出版集团
BEIJING NORMAL UNIVERSITY PUBLISHING GROUP
北京师范大学出版社

内容简介

《老小孩日记》是专门为中老年人设计的脑健康自我管理的日记体手册。北京师范大学脑认知科学专家张占军教授结合20年的老年身心脑健康的实证研究，为中老年人设计了53组认知、情绪、心理、语言的纸笔训练，这些训练每周一练。此外，这本手册还可以作为中老年人的日记本，让中老年人在记录生活点滴的同时，重建生命秩序、健康行为和生活方式，有效延缓大脑衰老，促进脑健康，预防老年痴呆等认知障碍类相关疾病。

作者简介

张占军，北京师范大学老年脑健康研究中心主任，脑科学国家重点实验室副主任，二级教授，国家科技部重大研发计划首席科学家。张占军教授主要从事人类高级认知功能的衰退规律及其脑机制研究，2008年发起中国北京BABRI老年脑健康促进计划，建立中国首个数字化记忆门诊筛查与康复系统平台，促进认知障碍类相关疾病“早知道、早发现、早预警和早干预”的全病程管理，服务百万中老年人。

致我们永不逝去的青春之心

当你老了，回望过去，难免有苏子“哀吾生之须臾，羡长江之无穷”的感叹。与滚滚东逝的长江相比，个体的生命是非常短暂的，但是站在个体的视角，我们每一帧的酸甜苦辣，喜怒哀乐，都是真切的体验；过往岁月犹如一段绵延的乐曲，时而澎湃，时而悠长。命运仿佛一位既有想象力，又有控制力的音乐家，将一个个细碎的音符串联成章，谱出一曲生命的长歌。

自我们还是胚胎开始，大脑中的神经元就开始分化了。到呱呱坠地，到童稚未脱，再到意气风发、安身立命……大脑中的百亿神经元繁如星盘，在人生奇遇中不断被串起，在一次次接触新事物的过程中不断发展、巩固，被激活、被点亮，织成漫若星河的网，承载着岁月的美好回忆。然而，随着年龄的增长，器官不可避免地会受到时间的侵蚀。由于先天的遗传风险、后天的疾病累加，以及一些尚未探究明确的因素，神经退行性疾病成为影响老年人身心健康和日常生活的一大因素，如各种类型的失智症，包括阿尔茨海默病、血管性痴呆、帕金森病……晚年的乐章开始急转直下，老年人纷纷成为让个人丧失尊严、让家人痛心疲惫、让社会负担累累的疾病患者，这是任何人都不想看到、不想体验的。深感于此，作为脑科学、医学、心理学的交叉学科研究者，自2005年起，我开始了老年身心健康的系统研究。

近二十年来，我和我的团队深耕社区老年人群脑与心理健康领域，倾注心血积累了海量数据，并在实证层面开展了研究和探索。我们发现，大脑如同其他器官一般，需要持续的训练，人们才能增强抵抗力、抵御神经退行性疾病的侵扰，才能保持身心愉悦、安享晚年。这数以百亿计的神经元，带着来自胎儿时期的记忆，在个体的发展成长过程中不断吸收养分，在暮年之际仍闪烁微光，彼此连接成一个强大的网络，成为支撑我们晚年幸福生活的基石。

令人兴奋的是，我们发现通过合适的干预，大脑的神经回路可以转移，皮层结构可以改变，神经突触之间也可以迸发新的连接。沿着这样的思路，我带领团队设计了针对不同认知域的训练任务，并结合脑疾病的发展规律，把它们组合成了适应不同症状的“药方”。在此基础上，我们还充分考虑到老年人群的生活经历和习惯，对这些训练进行了生活化的改造，希望通过老年人熟悉的场景与任务，使这些大脑训练工具变得更加友好，易于接受和使用。我真诚地希望，这些训练工具能够成为老年人的得力助手、社区医生的秘密武器，帮助老年人实现大脑再赋能，将健康带入更多的家庭，帮助老年人提高生活质量。

怀抱这样的期许，我们对过往的研究成果和实践经验进行梳理，总结出一系列能够有效延缓衰老、降低失智风险、提高老年人情绪功能的认知和心理训练任务。这些任务基于老年人的行为习惯，以纸笔训练的形式持续优化改编，最终凝结成您手中的这本《老小孩日记》。我们希望通过这本书传递我们作为子女、爱人、朋友对我们最爱之人能够优雅老去的真情期待。我们也期待纸笔之间的真情与力量，能够助力广大智慧的、可爱的老年人，让他们能够像孩童一般再次燃起学习新事物的热情，保持年轻态，无忧无虑，继续书写和歌颂属于自己的岁月之歌。

老化并非洪水猛兽，它并不意味着退化、僵化，也不应该与糊涂、失调、孤独、抑郁画上等号。即便到了老年，大脑神经元仍在生生不息地发光发热，刻录着每一段愈发珍贵的美好回忆。我们将《老小孩日记》献给所有积极生活的老年人，祝福大家做无忧无虑的“老小孩”，传播生活的智慧，珍藏岁月的美丽，将生命之歌延续……

即使生命如尘，仍愿岁月如歌。

癸卯年秋于北京

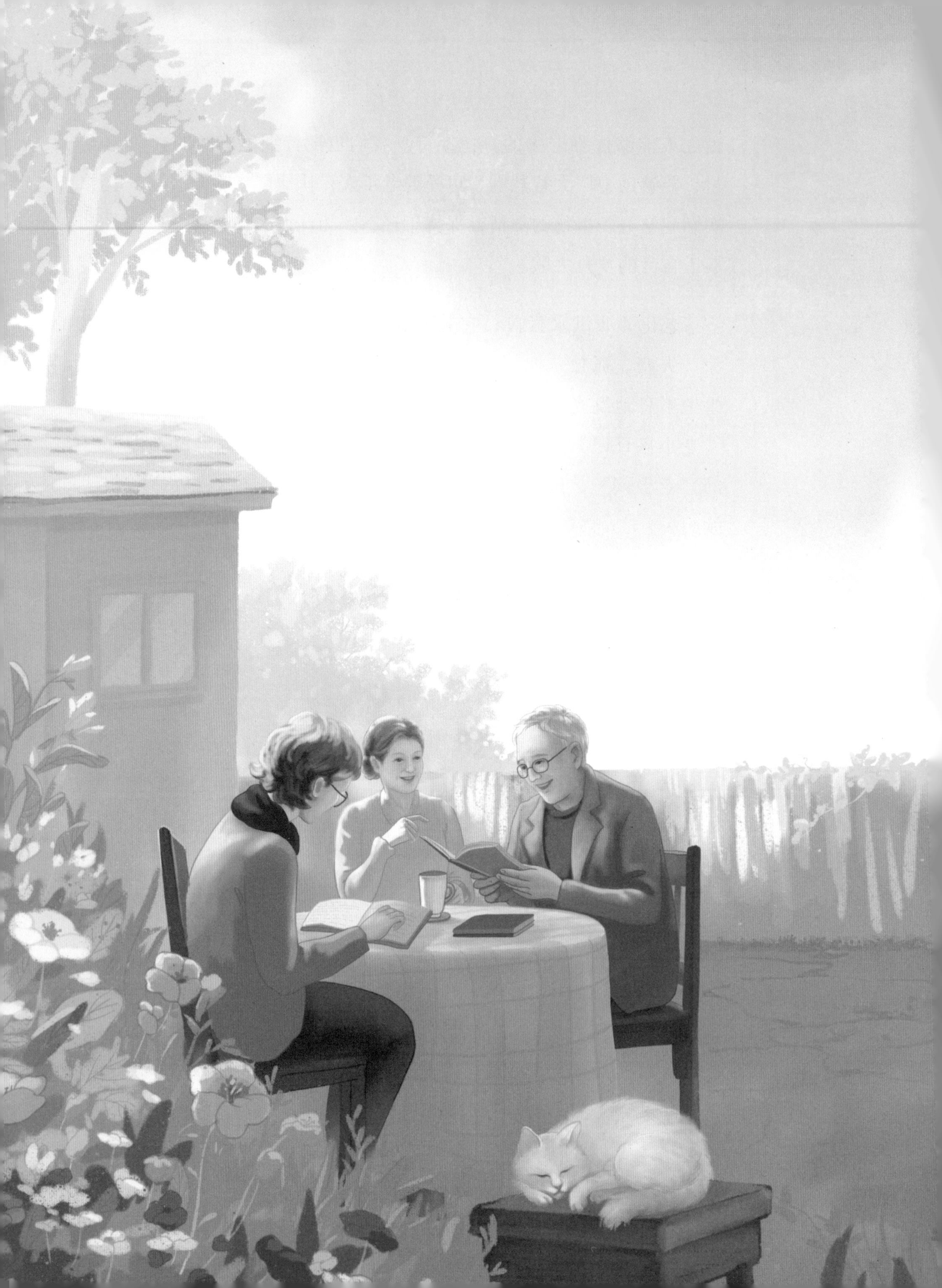

欢迎来到牡丹社区！作为一家老年友好社区服务中心，我们致力于为老年人提供优质的医疗保健、心理关爱和社交资源。我们相信，老年人也应该拥有自己的社交圈子和充实的生活。

牡丹社区设有医疗中心、心理咨询室和社交活动室，提供包括文化艺术、健身运动、手工制作、音乐欣赏等多种类型的活动，可以满足老年人在健康和社交方面的需求。我们每周一组织老年人到附近的公园或广场锻炼身体，每周二有摄影活动，每周三有文艺活动，每周四有健康讲座，每周五有手工DIY活动。此外，我们还会根据时令节气以及老人们的需求进行活动调整，鼓励老人们自发组织各种小团体活动，为老人们提供和协调活动所需的条件和场所。

最近，社区活动的常客张叔叔在家人的陪伴下去检查，被确诊为阿尔茨海默病，各位经常一起活动的叔叔阿姨们才意识到张叔叔不是因为年纪大了记性不好，而是因为大脑受到疾病的影响，才表现出了丢三落四的情况。大家都意识到，在管理血压、血糖之外，还应该对自己的脑健康投入关注。我们社区在了解到大家的需求之后，马上联系了北京师范大学老年脑健康研究中心的专家们到社区为老人们开设科普讲座，为大家介绍与认知障碍相关的科普知识以及大脑健康保养的策略。老人们通过专家们介绍的快速测试，都对自己的认知健康状态有了更深入的了解。同时，北京师范大学的专家们还为大家带来了数字化的认知康复训练一体机，老人们可以在社区健康小屋进行记忆力、加工速度、逻辑推理等认知功能的训练。通过系列讲座和活动的开展，牡丹社区的老人们都了解了什么是认知障碍，还积极参与认知训练，成为了自己大脑健康的第一责任人。

牡丹社区希望每位老年人都能拥有健康愉快的晚年生活，我们也将致力于为社区的老人们提供多方面的生活关怀。

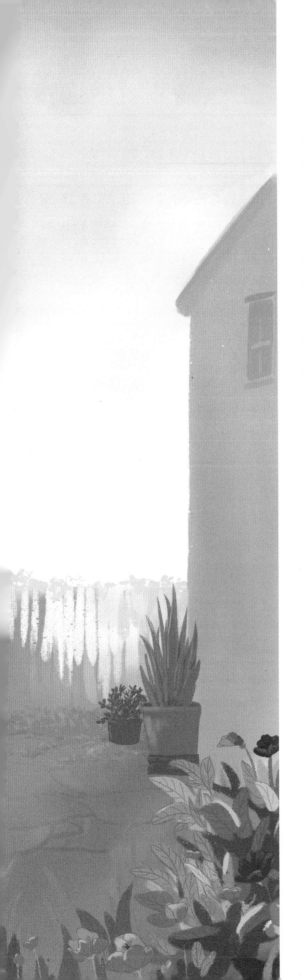

人物

1

李萍1946年出生于山东省济南市。因父母工作发生变动，李萍幼年时回到潍坊农村与她的奶奶一起生活。乡下生活虽然清苦，但是奶奶的爱与呵护陪伴着她健康成长。

20世纪60年代，李萍的父母回到济南工作，一家人又重新团聚。在济南，李萍找到一份国营纺织厂的工作。1970年她与某国营化工厂的工人李建军结婚，先后生了3个孩子。然而，最小的孩子不幸夭折，这给李萍和家人带来了极大的痛苦和打击，也让李萍重新审视人生。她开始积极参加妇联和社区活动，关注丧子母亲群体的生活问题。

如今，李萍已经77岁了，她和丈夫移居北京和大女儿一家生活。她主动参加社区服务和社会工作，成为社区的一名热心志愿者。

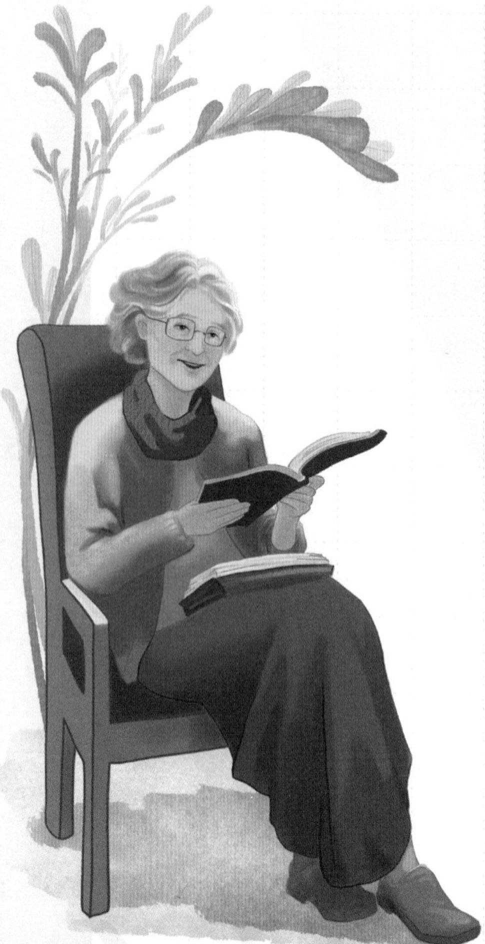

2

陈俊出生于1949年，是一位技术领域的杰出科学家。20世纪80年代，他前往美国留学，学习计算机科学，并获得博士学位。

20世纪90年代，陈俊决定回国，为祖国的现代化建设贡献自己的力量。他加入一所重点大学，开展教学和科研工作。他带领团队进行通信领域的研究，发表了数十篇高水平的学术论文，获得了多项国家级科技奖励及荣誉称号。由于他对我国信息技术事业的杰出贡献，被誉为中国电子信息工程的重要奠基人之一。

如今，陈俊依然活跃在中国信息技术领域，带领年轻一代的科技工作者继续攻关，并关注中国自主研发技术的进步和发展。空闲的时候他喜欢养花、烹饪，并给小孙女讲有趣的科学故事，享受美好的老年生活。

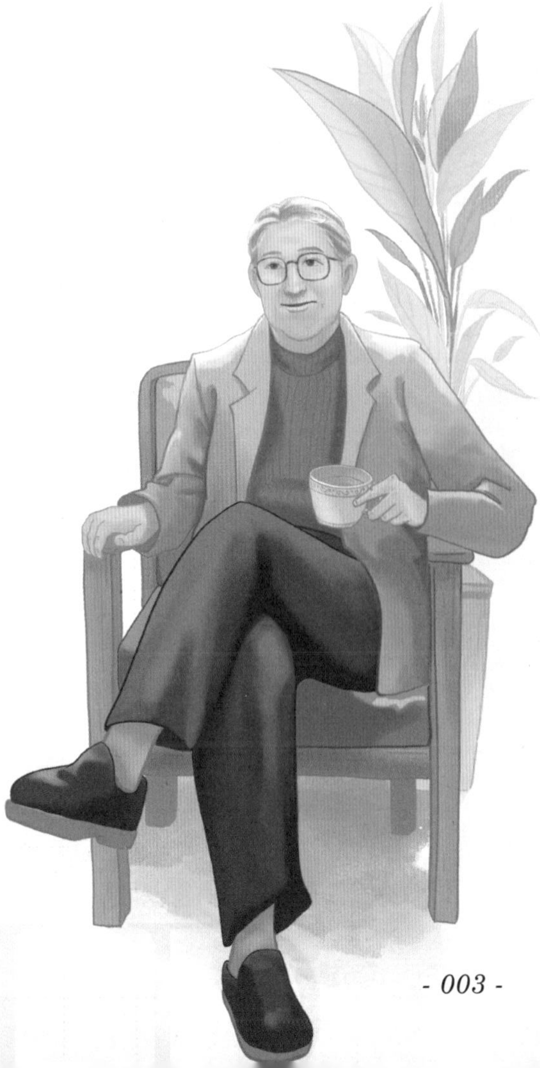

人物

3

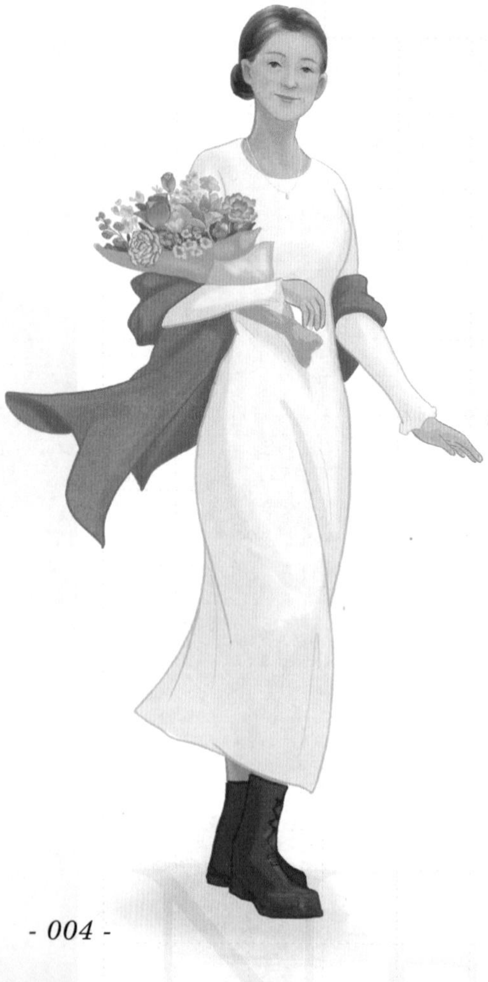

于娜1958年出生于一个舞蹈世家，她的母亲是一位知名的中国古典舞舞者。于娜常在剧院的后台观看演出和排练，幼时就展现出舞蹈天赋。她一直接受系统的舞蹈训练，并考入北京舞蹈学院继续深造。

毕业后，于娜加入了中央芭蕾舞团，开始在舞台上表演芭蕾舞剧。她精湛的表演获得了业界的肯定。除了舞台表演，于娜还积极参与舞蹈创作，她编排了多部舞蹈作品，其中一些作品还获得了国际和国内重要奖项。

退休后，她希望将自己的舞蹈经验传授给年轻一代，成为一名舞蹈教育工作者，在一所艺术院校担任特聘教授，继续从事她所热爱的芭蕾舞事业。

4

赵明1950年出生于北京郊区，父母都是农民，他是家中的长子。赵明从小就帮助父母干活，照顾自己的弟弟妹妹。

18岁时，赵明经人介绍，来到北京市百货公司，成为一名售货员。他工作勤奋，业务熟练，多次被评为“劳动模范”。在这里，他认识了张秀明，两人组成小家庭，并养育了一儿一女。虽然工作很忙，但赵明和妻子始终关心孩子们的教育。他的大儿子毕业后成为一名飞机技术工程师，目前在大兴机场工作；小女儿则在新加坡南洋理工大学取得了心理学硕士学位，回国后在一所大学从事学生心理健康教育工作。

赵明退休后含饴弄孙，帮工作忙碌的子女带孩子。赵明享受着自己的老年生活，并为孩子们感到骄傲。

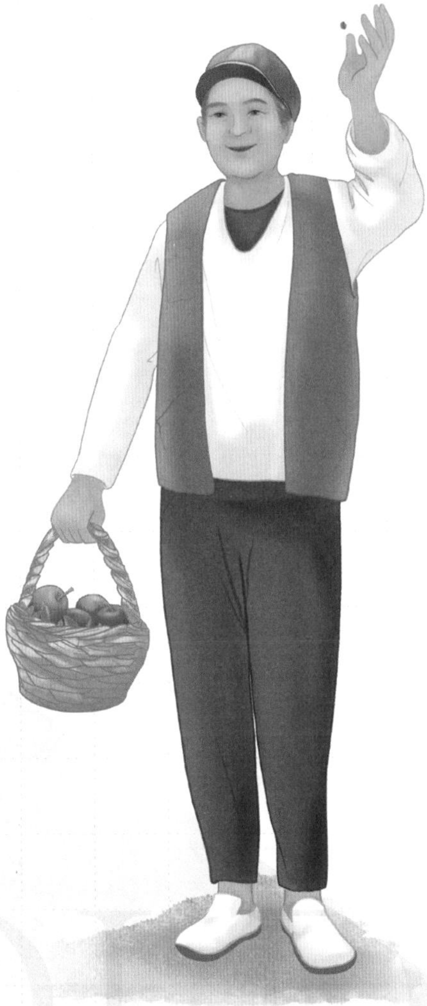

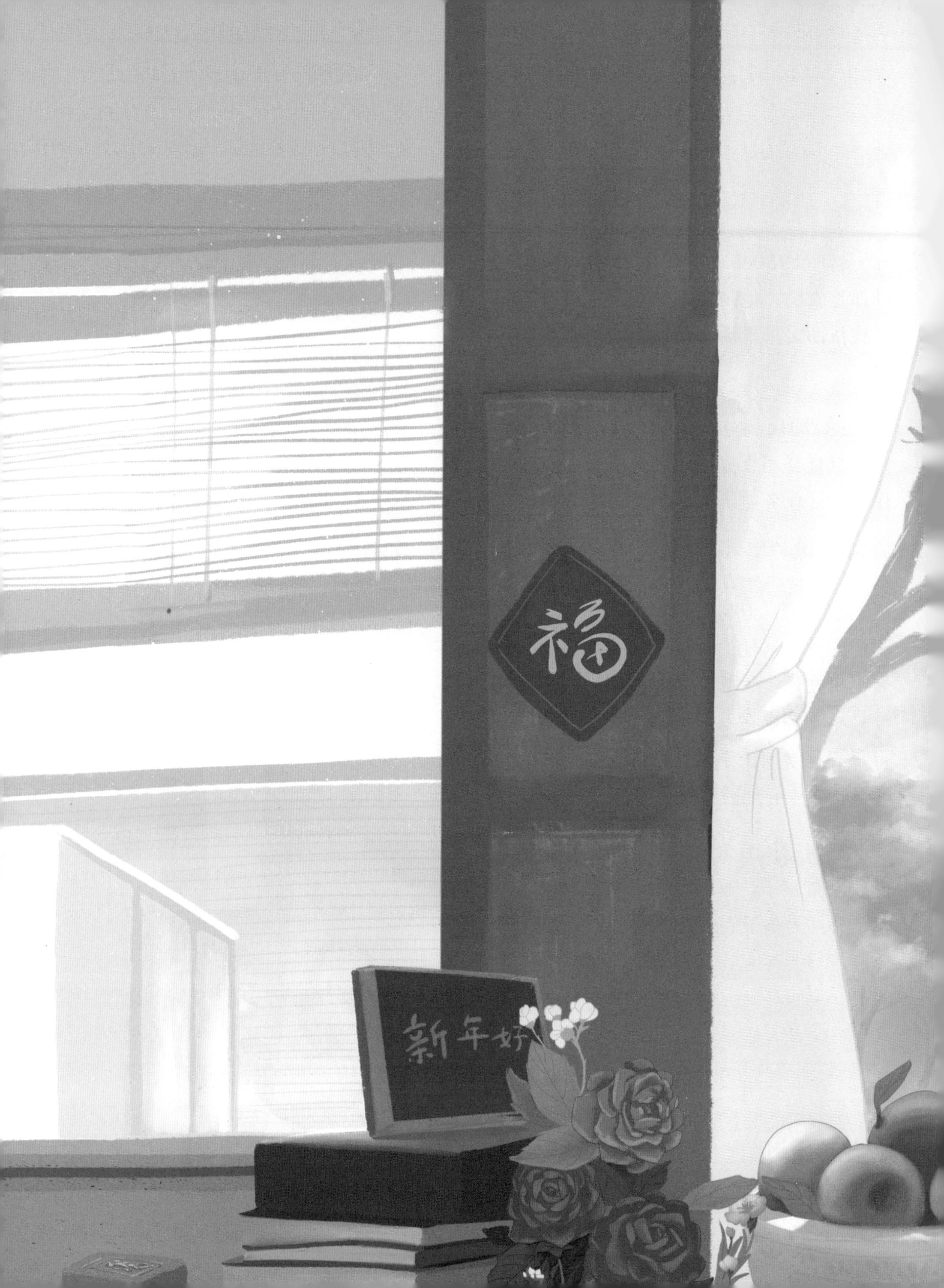
福
新年好

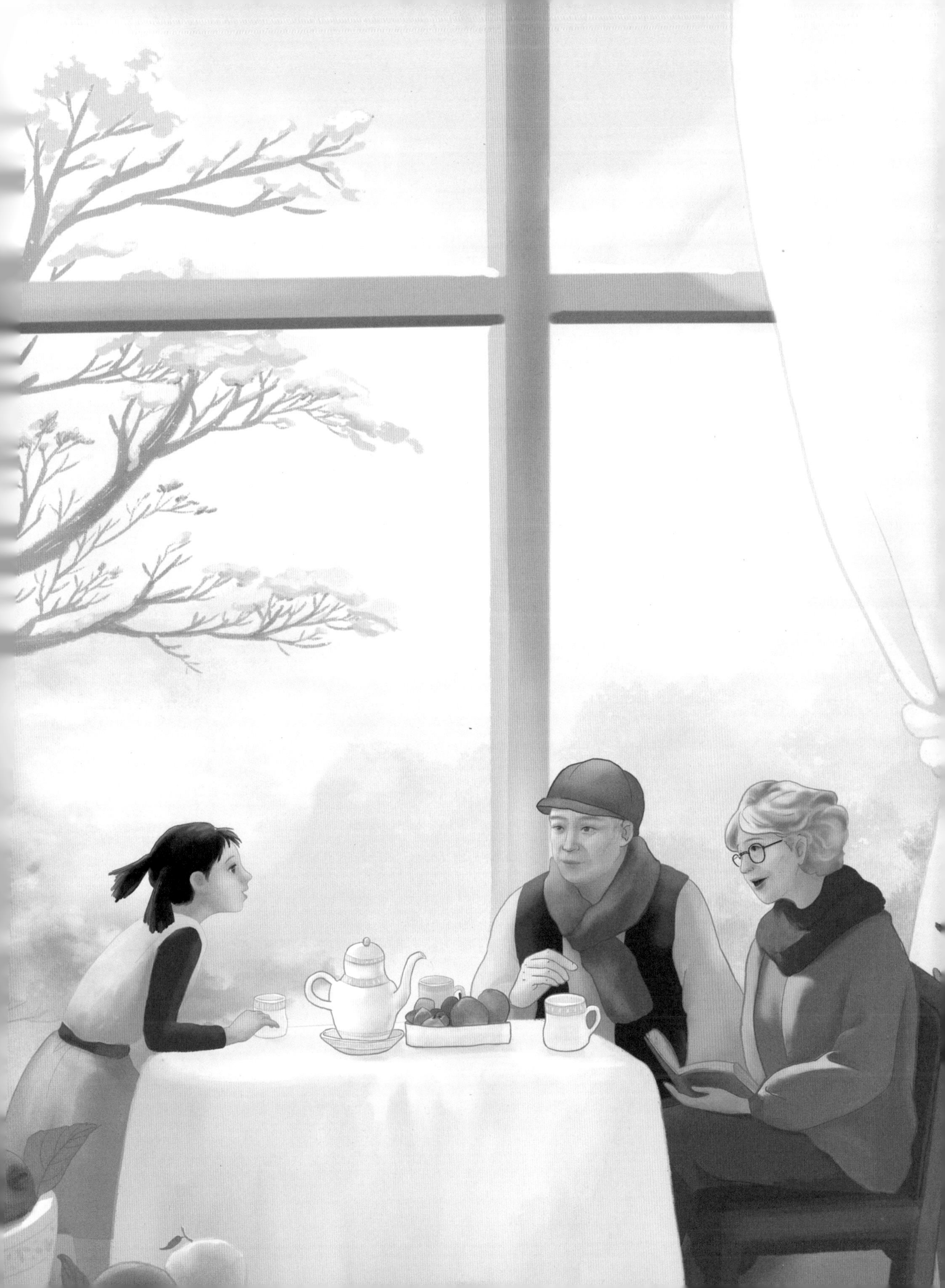

1

TA

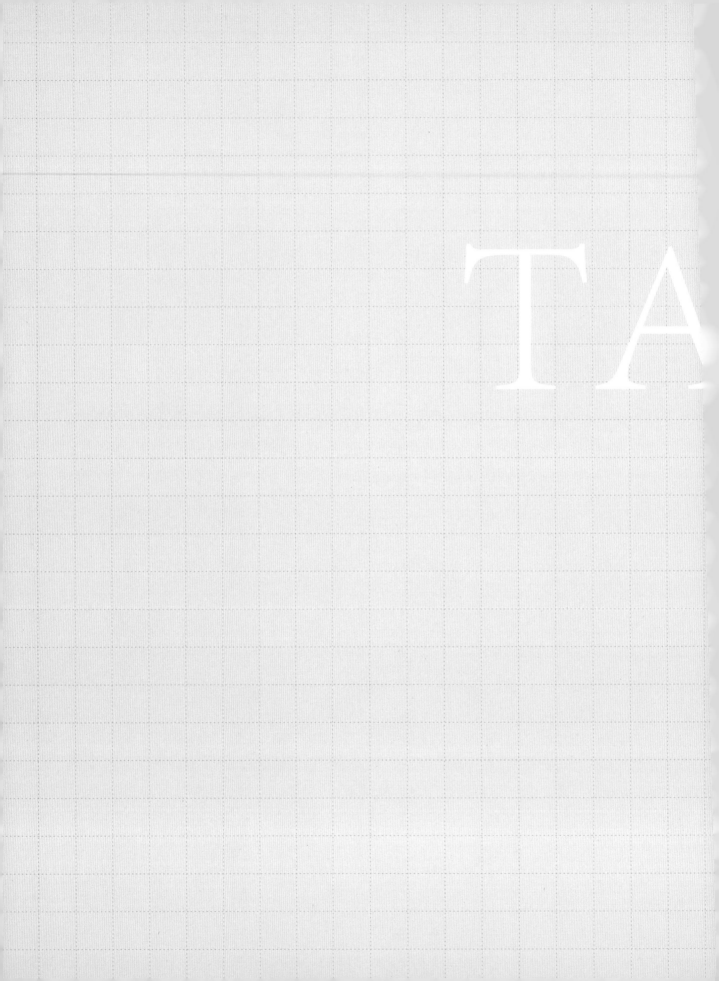

今日训练：绘制路线图

任务难度：★★★

任务领域：记忆训练

陈俊报名参加了社区志愿者活动，成为社区卫生站的一名引路志愿者。今天是卫生站的免费体检日，也是他第一天上岗的日子。一名听力障碍者向他求助，用手机打出一行字：我要去检查视力，您可以给我画一下路线图吗？

陈俊在心里回想了一下，这里是社区卫生站的大门，进门往北走第一间屋子是挂号处，看到挂号处后转向东边，走百十米就能看到注射室和等候室，从注射室往南走，路过小卖部和公共卫生间，再向东走五十米看到一个走廊，体检的项目都分布在走廊上，从外往里数第三处就是视力检查区。

现在，请您帮他在下一页空白处将路线图绘制出来吧，记得将建筑物标注清楚哦！

请画在空白处。

请画在空白处。

答案

空间位置参考图

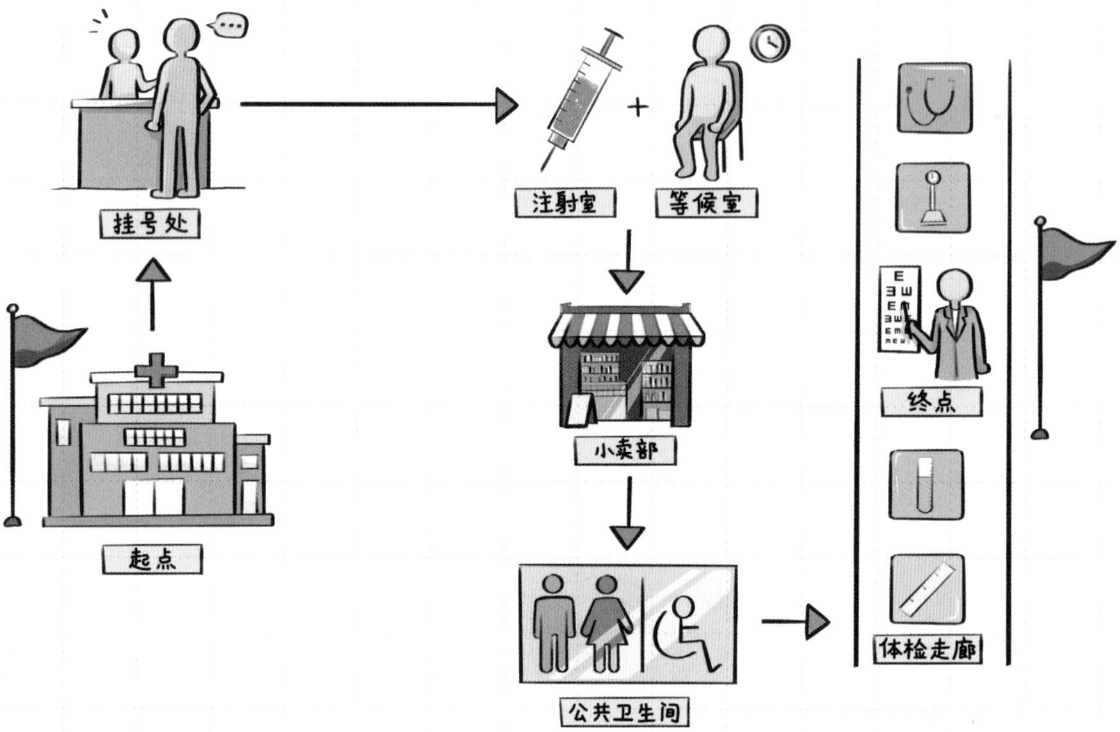

记忆小贴士

空间记忆能够帮助我们识记路线，减少迷路的可能性。将文字描述转化成图像，进行空间记忆能力的训练，可以激活大脑中的特定区域，起到锻炼大脑的作用哦！

周日

周一

周二

周三

周四

周五

周六

今日训练：众里寻它（1）

任务难度：★

任务领域：视空间训练

第一题：下面有6行复杂图形和符号，请您从中找出β（读音近似“贝塔”）这个符号并画掉它。

A γ δ β φ ψ ω μ λ κ ι θ σ ρ π ξ ν ρ ε δ

γ β ρ σ τ θ ι υ φ χ ψ ω μ β α ν β Γ Φ

Υ Χ Ψ Ω Μ λ Θ Η Ξ ω ψ χ φ υ β γ ξ

Β α ε η ζ θ κ β μ Β Γ Δ Λ Ρ β Β η π σ

η θ κ λ μ ∈ ∽ ∝ ⊙ ∧ ∨ ∑ ∮ ∯

@ & β & ¶ ※ ♂ ☀ ☼ ▽ ○ β □ *

第二题：下面有6行复杂图形和符号，请您从中找出 δ（读音近似“德尔塔”）这个符号并画掉它。

A γ δ β φ ψ ω μ λ κ ι θ σ ρ π ξ ν ρ ε δ

γ β ρ σ τ θ ι υ φ χ ψ ω μ β α ν β Γ Φ

Y X δ Ω M λ Θ H Ξ ω ψ χ φ υ β γ ξ

B α ε η ζ θ κ β μ B δ Δ Λ P β B η π σ

η θ κ λ μ δ ∽ ∝ ⊙ ∧ ∨ ∑ ∮ δ @

& β & δ ※ ♁ ☀ ☼ ▽ ○ β □ * δ ν

提示

先练习用左手的食指从左至右逐行扫过，发现目标符号立即画掉。多练习几遍后，争取能做到只用眼睛扫视，不漏掉任何一个符号。最后尽量实现整体图像识别，以最快速度发现目标符号。

答案

第一题：图中共有9个 β 。

A γ δ β φ ψ ω μ λ κ ι θ σ ρ π ξ ν ρ ε δ
γ β ρ σ τ θ ι υ φ χ ψ ω μ β α ν β Γ Φ
Y X Ψ Ω M λ Θ H Ξ ω ψ χ φ υ β γ ξ
B α ε η ζ θ κ β μ B Γ Δ Λ P β B η π σ
η θ κ λ μ ∈ ∽ ∝ ⊙ ∧ ∨ ∑ ∮ ∯
@ & β & ¶ ※ ♁ ☀ ☼ ▽ ○ β □ *

第二题：图中共有8个 δ 。

A γ δ β φ ψ ω μ λ κ ι θ σ ρ π ξ ν ρ ε δ
γ β ρ σ τ θ ι υ φ χ ψ ω μ β α ν β Γ Φ
Y X δ Ω M λ Θ H Ξ ω ψ χ φ υ β γ ξ
B α ε η ζ θ κ β μ B δ Δ Λ P β B η π σ
η θ κ λ μ δ ∽ ∝ ⊙ ∧ ∨ ∑ ∮ δ @
& β & δ ※ ♁ ☀ ☼ ▽ ○ β □ * δ ν

视觉小贴士：视空间功能的定义是什么?

视空间功能，通俗地说就是人们对物体在三维空间中的位置、方向、形状、大小、空间关系以及它们如何移动的理解和处理能力，包括空间注意、空间记忆、空间认知和空间操作等方面。

随着年纪变大，我们的视觉空间感知能力会受损、减弱，严重的会出现分辨方向困难、写字大小不一并且歪歪扭扭、写字有明显缺笔画或漏字、走路爱摔跤、容易迷路、产生幻觉和错觉等现象。因此，我们需要通过持续不断的学习和训练来维持视空间功能。

周日

周一

周二

周三

周四

周五

周六

今日训练：一字构多词

任务难度：★★

任务领域：语言训练

赵明的孙子最近发现同一个字能与不同的字组合成不同含义的词语，于是就出了几道题想考考赵明。赵明现在需要您的帮助，请找出一个字，这个字与其余四个字都能组合成有意义的词语。快来试一试吧！

第一题

鲜
礼　□　朵
钱

烧
着　□　柴
焰

第二题

轿
汽　□　窗
辆

今
白　□　空
下

第三题

作
语　□　化
明

草
树　□　头
耳

各题答案从左到右依次如下：

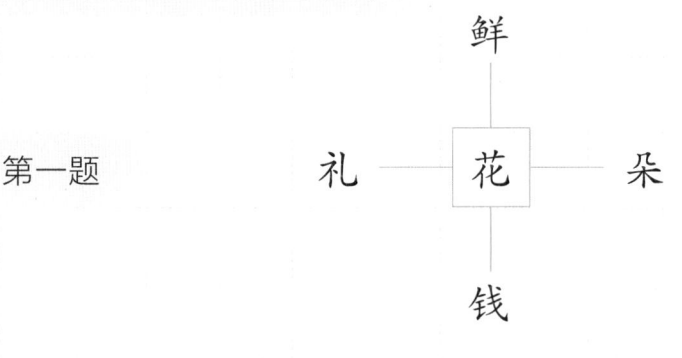

第一题

	上	左	中	右	下
1	鲜	礼	花	朵	钱
2	烧	着	火	柴	焰

第二题

	上	左	中	右	下
1	轿	汽	车	窗	辆
2	今	白	天	空	下

第二题

	上	左	中	右	下
1	作	语	文	化	明
2	草	树	木	头	耳

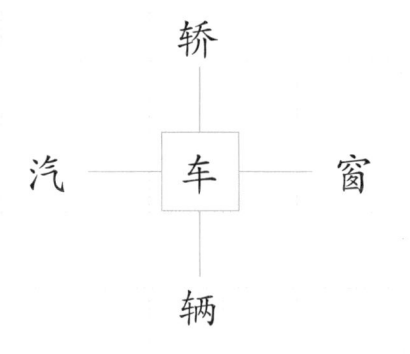

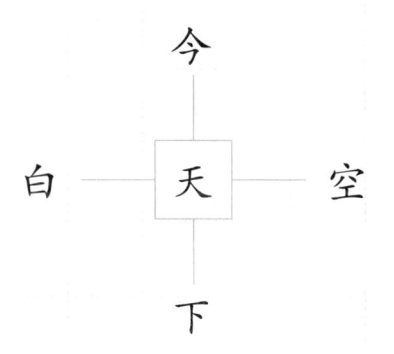

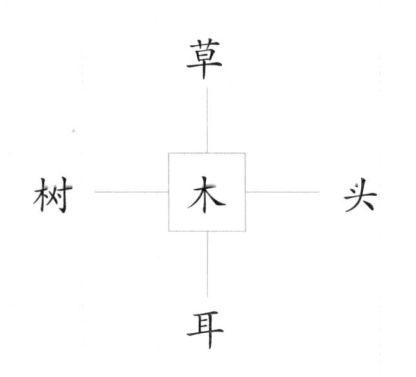

翻转查看答案

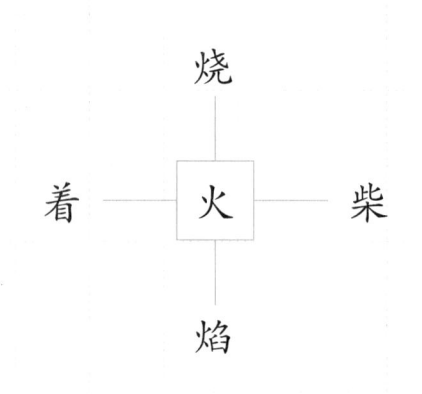

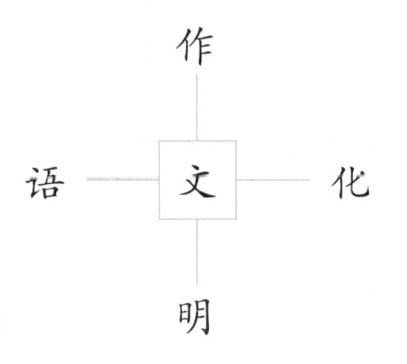

语言小贴士

中华汉字博大精深，对一个字而言，一般情况下意义是多样的，即一字多义，这就是一字多词出现的原因。由此可知，一字多词的真正内涵是从字的多种意义上组词，从而实现对字的多种意义的全面理解，并非单纯追求组词的数量。这个训练可以帮助锻炼我们的语义联想能力和检索能力，我们需要通过检索自己脑海中的知识找到与提供的字都能组词的相关字。

周日

周一

周二

周三

周四

周五

周六

今日训练：回忆中的味道

任务难度：★

任务领域：心理训练

1. 找一个舒适的环境，随机拿起一样食物。

2. 仔细回忆上次吃这个食物是什么时候，将发生的事件与这个食物联系起来。再回忆一下，关于这个食物的让自己印象最深刻的一次事件，可能是10年前，甚至是更早之前的事。

3. 把食物作为媒介，**将美好的回忆写下来吧！**

请写在空白处。

请写在空白处。

心理小贴士

每个人都有和食物有关的独特的故事和回忆，您的故事是什么呢？它唤起了您怎样的美好体验呢？

周日

周一

周二

周三

周四

周五

周六

今口训练：裁纸的方法

任务难度：★★

任务领域：逻辑训练

这天，赵明去学校接小孙子飞飞放学，飞飞告诉爷爷，明天上手工课，需要带一张特殊形状的泡沫纸。赵明便带着飞飞去小区门口的文具店买彩纸，等他们到时，几个住在同一个小区的孩子家长已经在那里了，原来，大家都是来买彩纸的。

文具店老板说：“因为最近小朋友们都在上手工课，所以彩纸卖得很好，现在店里只剩下一张缺了角的大张泡沫纸了，需要裁剪一下。”

请您帮帮忙，如何裁剪才能将左边的彩纸裁成右边的样子，分给5个家长呢？

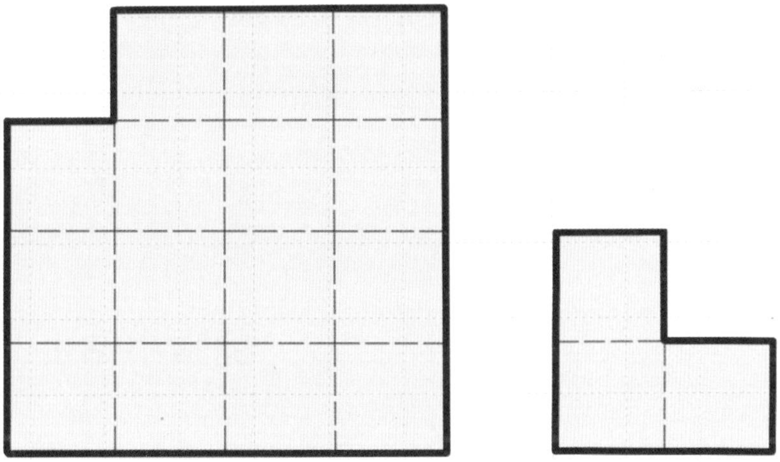

提示：面对图形问题，如果您觉得想象有些困难，可以准备一些草稿纸，将不同的思路画在纸上，并推理排除，得到正确答案。

答案

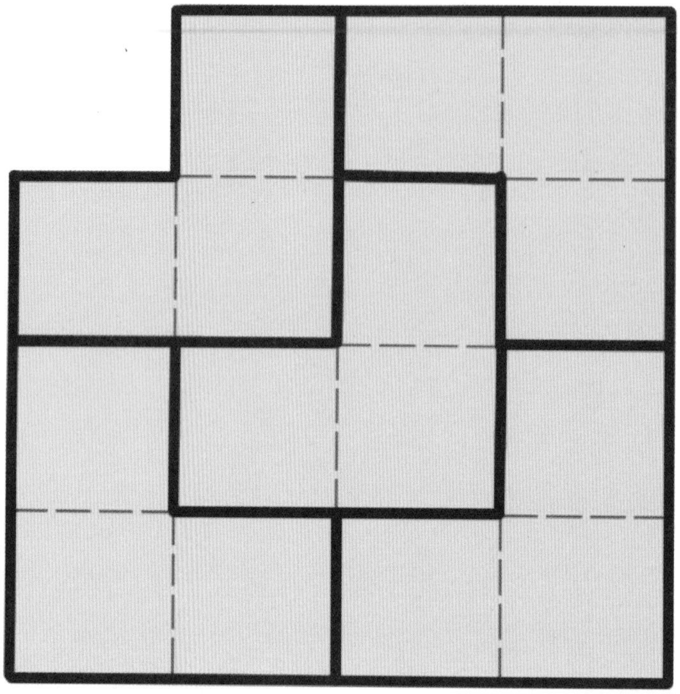

逻辑小贴士

空间想象能力是指人们对客观事物的空间形状进行观察、分析、认知的思维能力，能够在一定程度上反映出我们的大脑是否灵活。要想善于思考，善于想象，就请多多锻炼这项技能吧！

周日

周一

周二

周三

周四

周五

周六

今日训练：与我有关的事

任务难度：★★

任务领域：记忆训练

有一天 在和您饭后散步聊天时，于娜突然聊起很多年前发生的很有意思的事情，您听得很开心。在她说完后，您也想分享一些您过去的事情。请根据下列线索词，回忆与自己有关，并且已经过去五年以上的事件。

线索词：电影、新衣服、美食

回忆完，请您将事件写在下一页。

记忆小贴士

自传体记忆指的是对个人复杂生活事件的混合记忆，与记忆的自我体验紧密相联。回忆过去发生在自己身上的事情，可以帮助我们锻炼长时记忆的能力，也能够让我们提升自我意义感。

电影

新衣服

美食

周日

周一

周二

周三

周四

周五

周六

今日训练：众里寻它（2）

任务难度：★

任务领域：视空间训练

第一题：仔细观察下图中每行的图案，从里面找出笑脸图标并用笔把它们都圈出来。

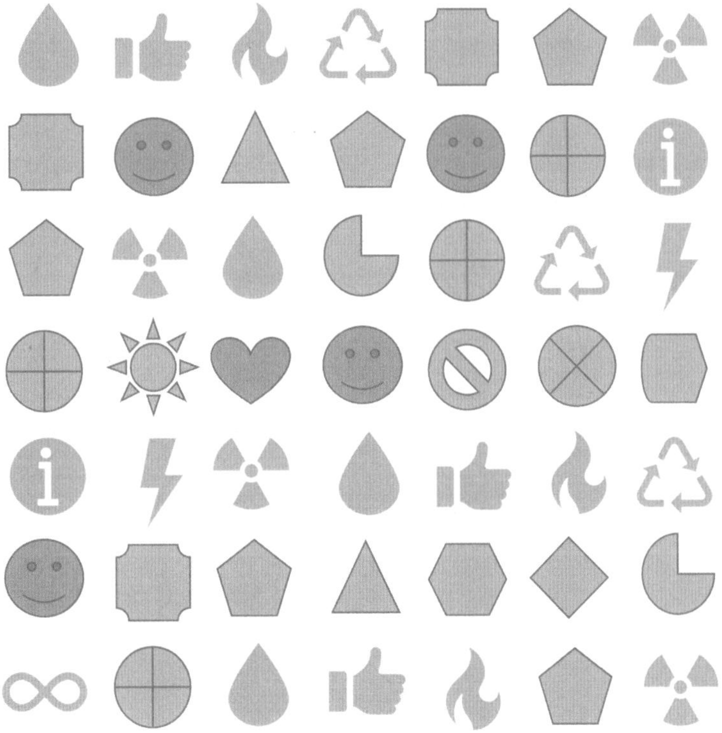

第二题：仔细观察下图中每行的图案，从里面找出点赞图标并用笔把它们都圈出来。

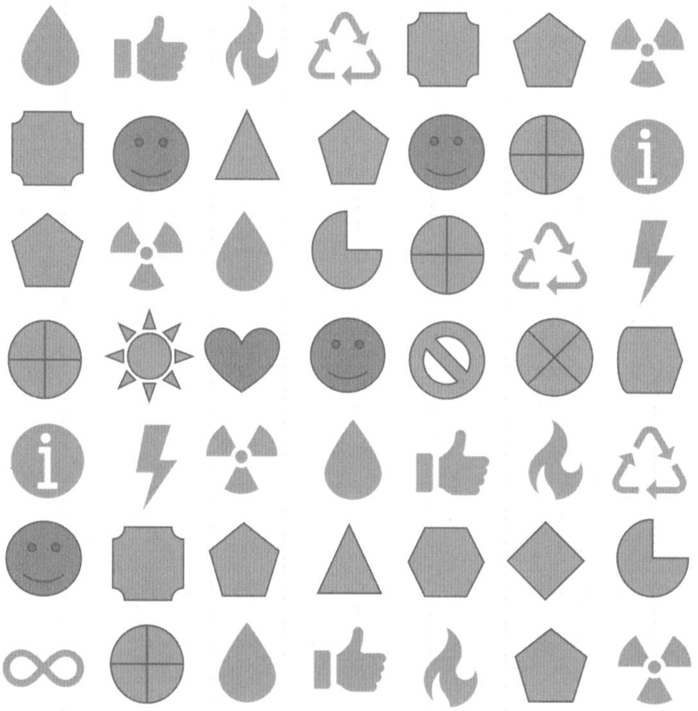

视觉小贴士：
视空间能力有多重要?

本训练能帮助您提高对几何形状的感知能力以及对非几何图案的多维感知能力。保持良好的几何形状感知能力在日常生活中非常重要，如阅读时能准确而快速地提取关键信息、手工制作时能判断材料的形状和尺寸等。

答案

第一题：4个笑脸。

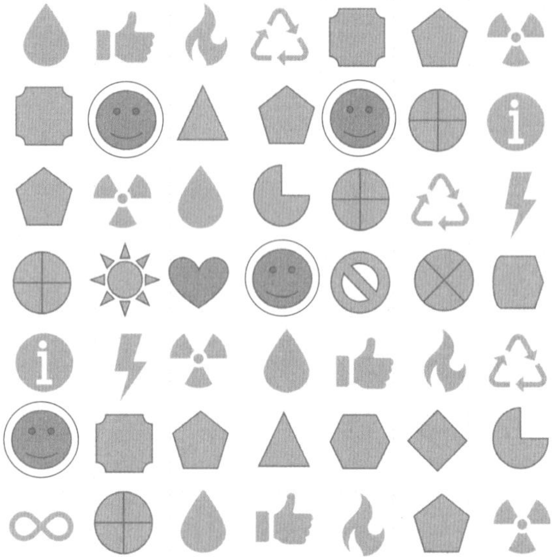

第二题：3个点赞图案。

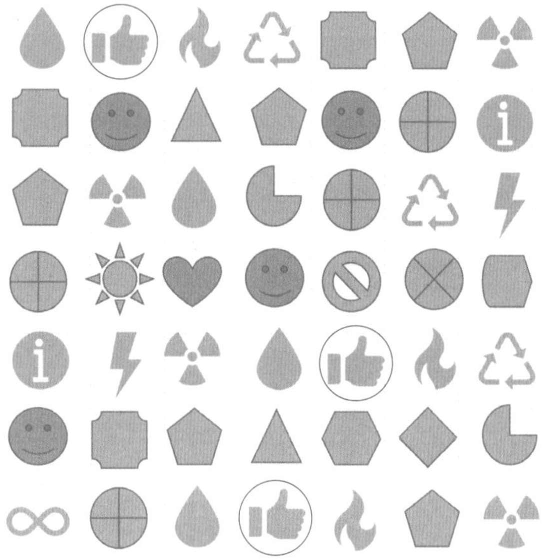

周日

周一

周二

周三

周四

周五

周六

今日训练：数字组成语

任务难度：★★★★

任务领域：语言训练

陈俊孙女的老师布置了一些成语作业，但她冥思苦想也没能完成，于是就来求助陈俊。现在请您帮助陈俊回答一下吧！给定两个数字，要求用这两个数字加上两个汉字组成四字成语，注意两个数字的顺序不能颠倒。

例：

二三→（　　　　）　　　　答案：接二连三

语言小贴士

汉语成语的学习，需要我们了解成语背后的典故和来源后，在理解的基础上学习和积累。通过这个训练，我们可以提高自己的词汇检索和语言生产的能力。

第一题

一一→（　　　　　　　　）　　　　一二→（　　　　　　　　）

第二题

三六→（　　　　　　　　）　　　　三九→（　　　　　　　　）

第三题

九一→（　　　　　　　　）　　　　九九→（　　　　　　　　）

一九→（　　　　　　　）

一十→（　　　　　　　）

四五→（　　　　　　　）

四八→（　　　　　　　）

十十→（　　　　　　　）

十万→（　　　　　　　）

仅供参考，其他答案合理也可。

第一题

一心一意，一模一样，一举一动，一草一木，等等；

一清二白，一心二用，说一不二，一干二净，等等；

一言九鼎，一挥九制，等等；

一五一十，一目十行，以一当十，一曝十寒，等等。

第二题

三头六臂，三茶六饭，等等；

三教九流，三跪九叩，等等；

四分五裂，四书五经，等等；

四平八稳，四通八达，等等。

第三题

九九归一，九死一生，九牛一毛，九合一匡，等等；

九九归一，九天九地，等等；

十全十美，十发十中，等等；

十万火急，十万火速，等等。

周日

周一

周二

周三

周四

周五

周六

今日训练：描绘您的情绪

任务难度：★★★

任务领域：心理训练

选择一种情绪，可以是愉悦的，也可以是悲伤的。最好选择您此刻正感受到的情绪，如果您不能认清自己现在的情绪，也可以选择您最近经历过的情绪，请尽量描绘得具体一点。

运用您的想象力为您的情绪画一幅画。例如，您可以用太阳表达您愉快的心情，或者用蛋卷冰淇淋表达甜蜜的喜悦之情。

心理小贴士

绘画既是一种艺术，又是一种可以帮助人们调节心理健康的重要方法。请尽情发挥您的艺术天赋，描绘您的心情吧！

请画在空白处。

周日

周一

周二

周三

周四

周五

周六

TA

今日训练：谁在说谎

任务难度：★

任务领域：逻辑训练

李萍的儿子着急出门，正在找车钥匙。他问：“有谁看到我的车钥匙了？”

李萍说：“我昨天把钥匙放在你书桌上了。”

李萍的丈夫说：“你妈骗你玩呢！”

李萍的孙女说：“钥匙在沙发上。”

其中，只有一个人说了假话，您知道是谁吗？

如果只有一个人说真话了，您知道车钥匙在哪里吗？

提示：李萍和孙女说的话是相悖的，她们两人中必定有一个人说了假话！

答案

如果只有一个人说了假话，则李萍说了假话，钥匙在沙发上；

如果只有一个人说了真话，则李萍说了真话，钥匙在书桌上。

逻辑小贴士

逻辑推理是一项能为生活增添妙趣的能力。当调皮的亲朋捉弄您，说法不一的时候，到底谁说的是真的呢？日常多动动脑筋，关键时候就会有一秒识破的火眼金睛了！多进行逻辑推理练习不仅能让您获得好心情，还能使您的思维保持敏捷，让您的大脑保持年轻！

周日

周一

周二

周三

周四

周五

周六

今日训练：看图猜成语

任务难度：★★★

任务领域：语言训练

陈俊有一天拿着他孙女的语文练习册来找您，兴致勃勃地和您说他发现他孙女的语文作业还挺有意思，想来考考您，下面的每张图片都对应一个四字成语，来破解一下吧！

第一题

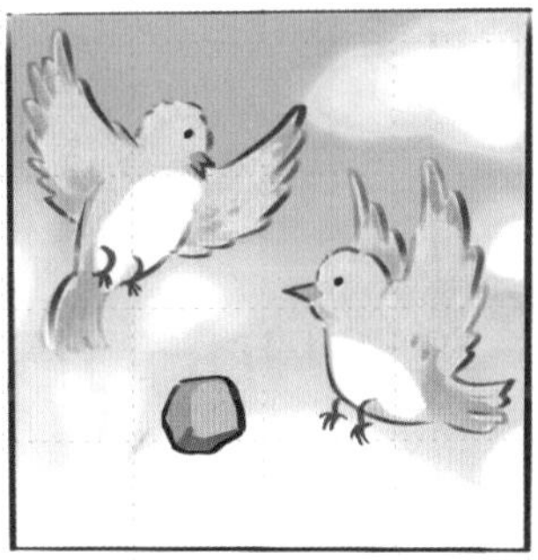

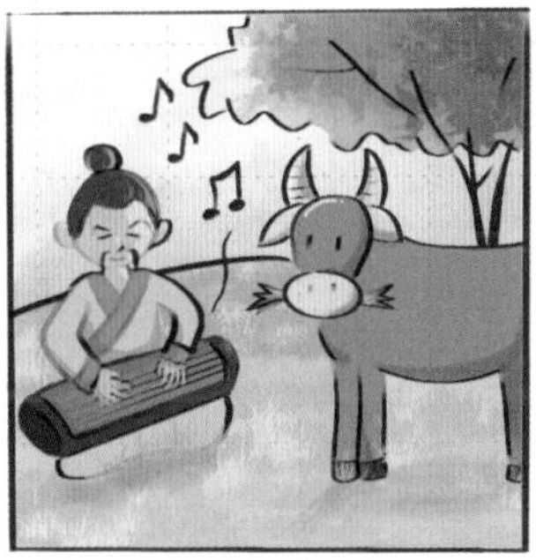

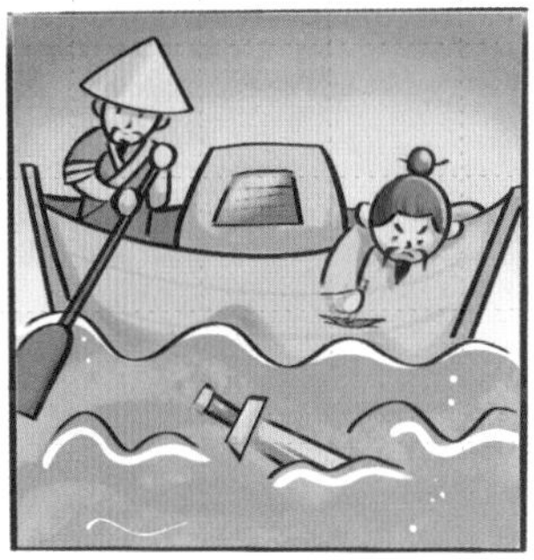

第二题

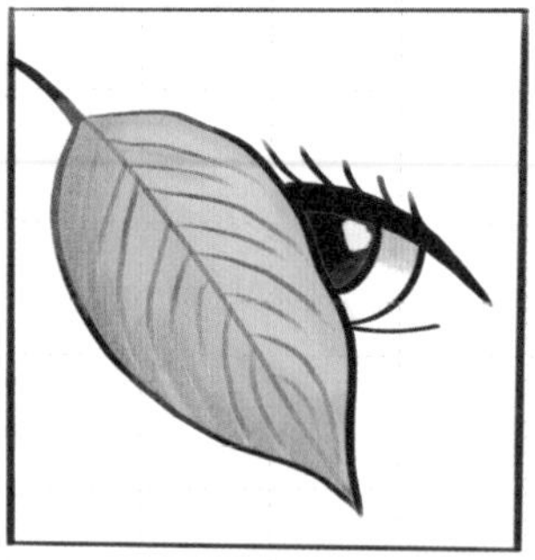

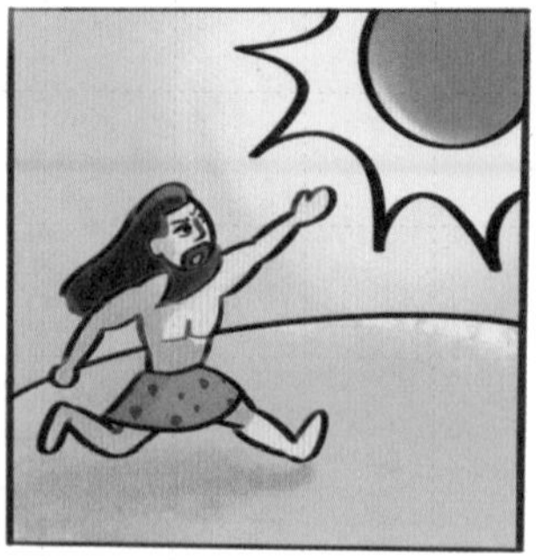

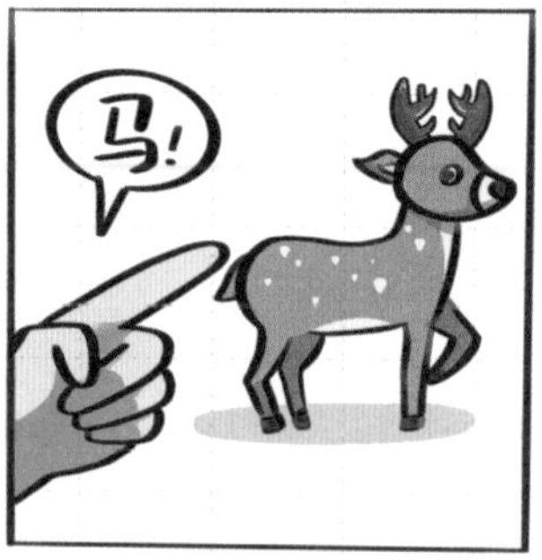

第三题

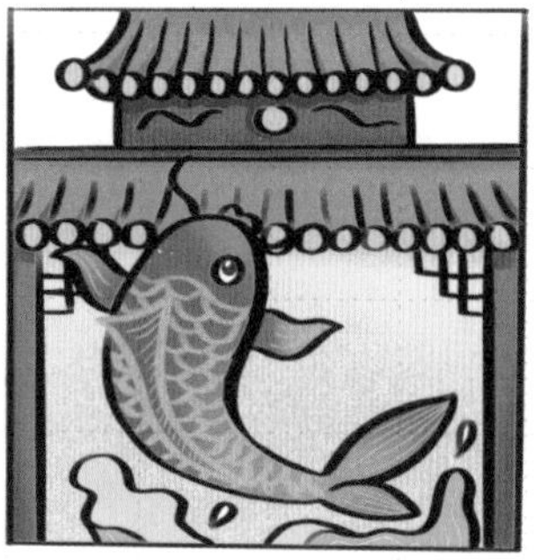

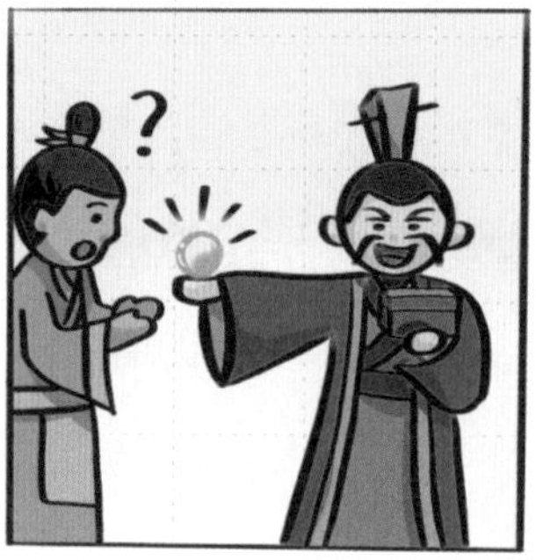

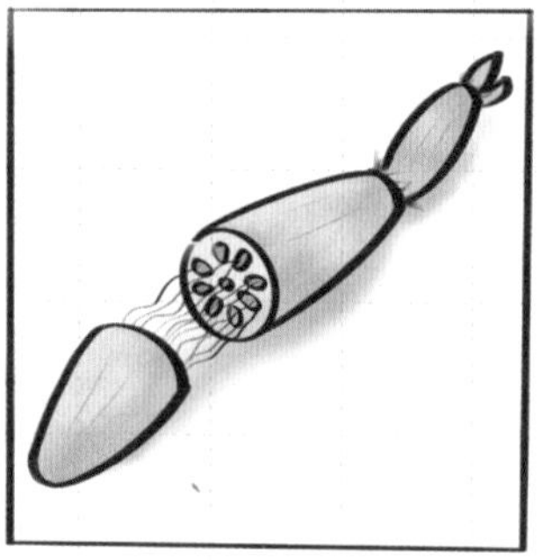

第四题

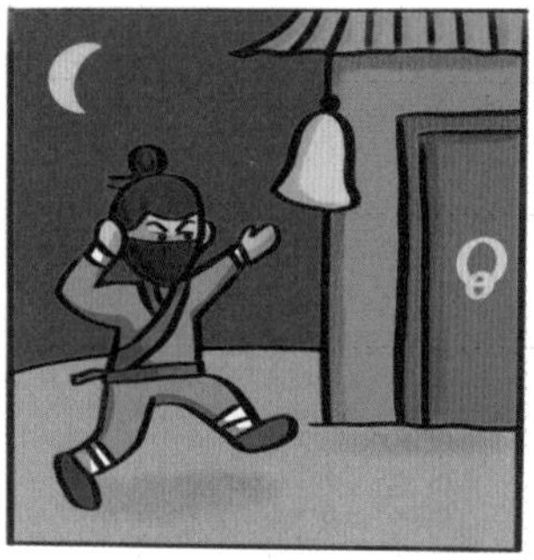

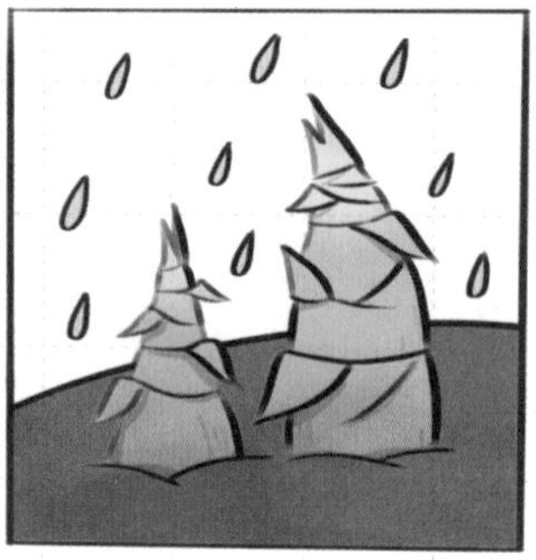

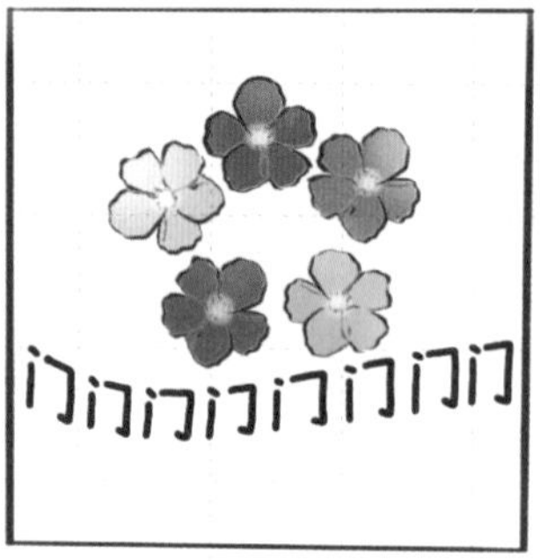

翻转查看答案

各题答案从左到右依次如下：

第一题：一石二鸟、对牛弹琴、刻舟求剑

第二题：一叶障目、夸父逐日、指鹿为马

第三题：鱼跃龙门、买椟还珠、藕断丝连

第四题：掩耳盗铃、雨后春笋、五花八门

语言小贴士

成语是中华传统文化中的瑰宝，有着悠久的历史和文化背景。成语训练对图文转化能力、语言表达能力和判断推理能力等有积极的作用。

周日

周一

周二

周三

周四

周五

周六

今日训练：连线练习

任务难度：★★★

任务领域：视空间训练

第一题：连线游戏

图中有3类连续排序的数字和符号，请按照从小到大的次序在同一张图中将这三类分别画出来吧！例如，找到开头①，然后按照顺序依次向后找②③④，直到最后一个为止。

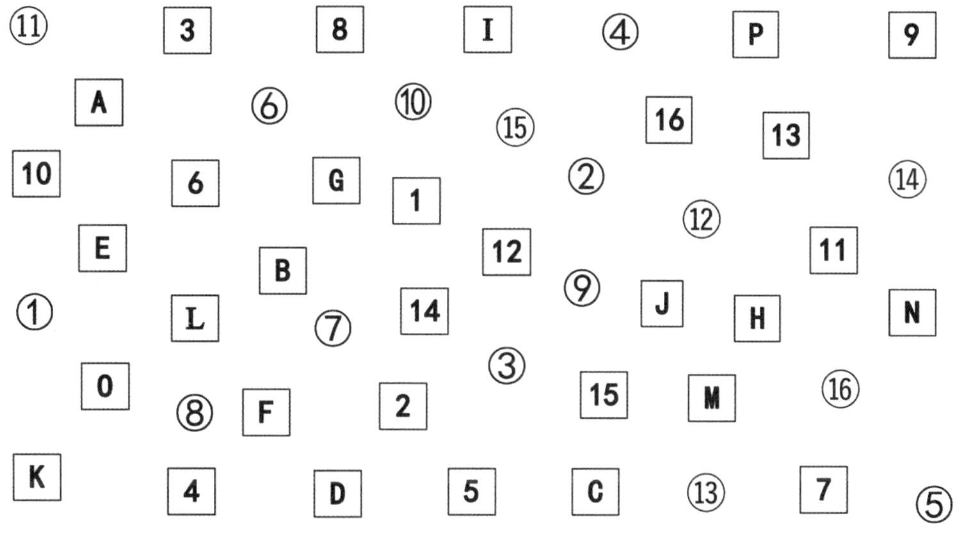

画错了也没有关系，翻到下一页，您还有2次可以重新尝试的机会。

机会一

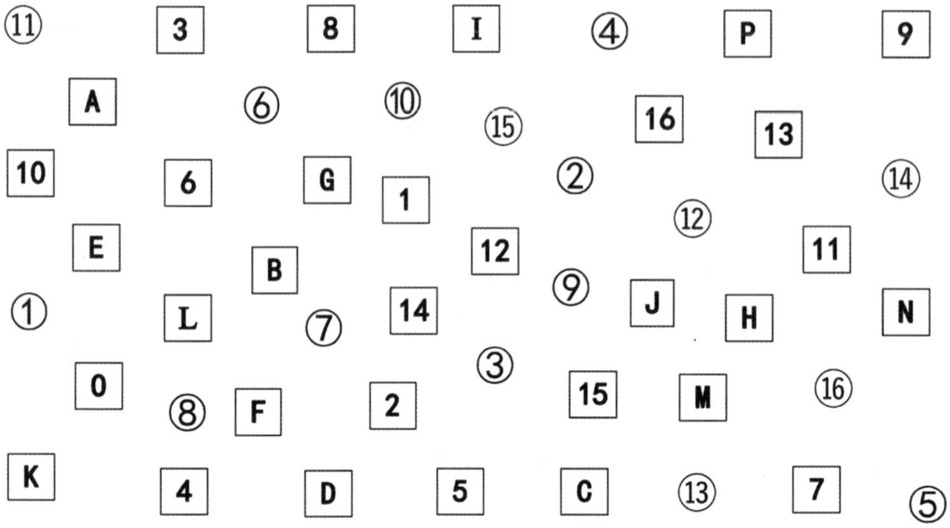

机会二

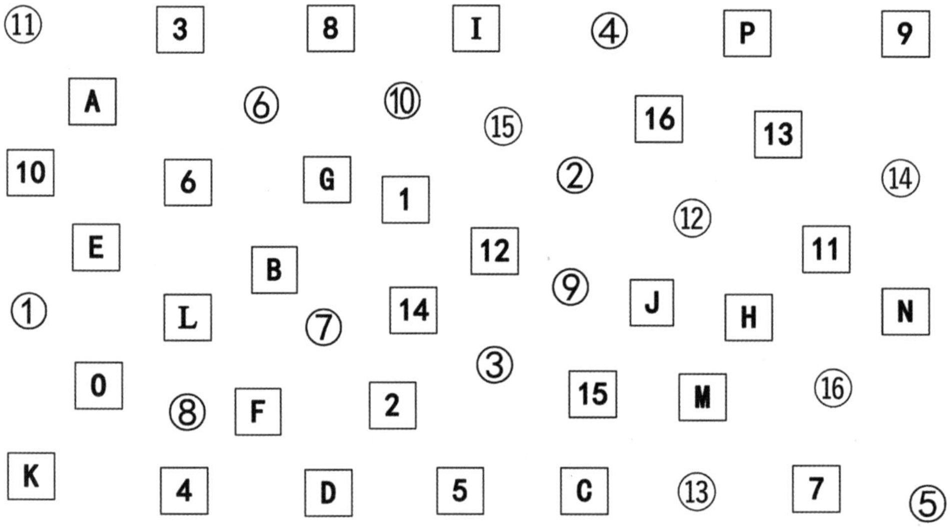

提示:图中三类符号的起始项目分别是① 1 A，您可以每次专注一类，按顺序完全找出来后再寻找下一类!

第二题：一笔连五环

仔细观察五环，请您想办法不间断地一笔不重复地画出一幅五环图。

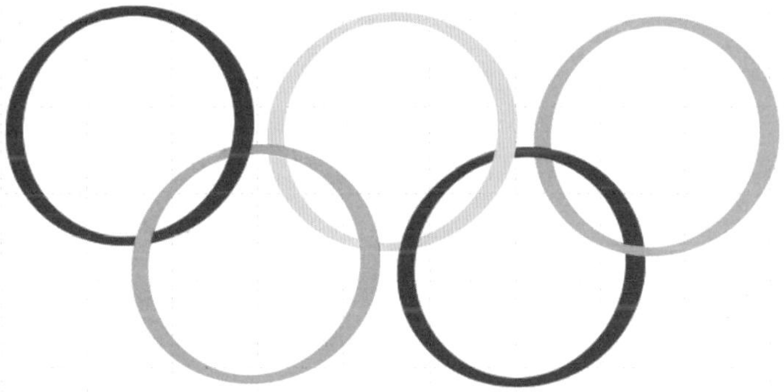

请画在空白处。

视觉小贴士：
有趣的图形推理

在我国公务员考试中，经常有几道图形推理的题目，用来测试考生的视空间、逻辑推理等能力。图形推理的关键是发现规律，用空间思维联想图形间的转移、旋转、翻转等。

第一题

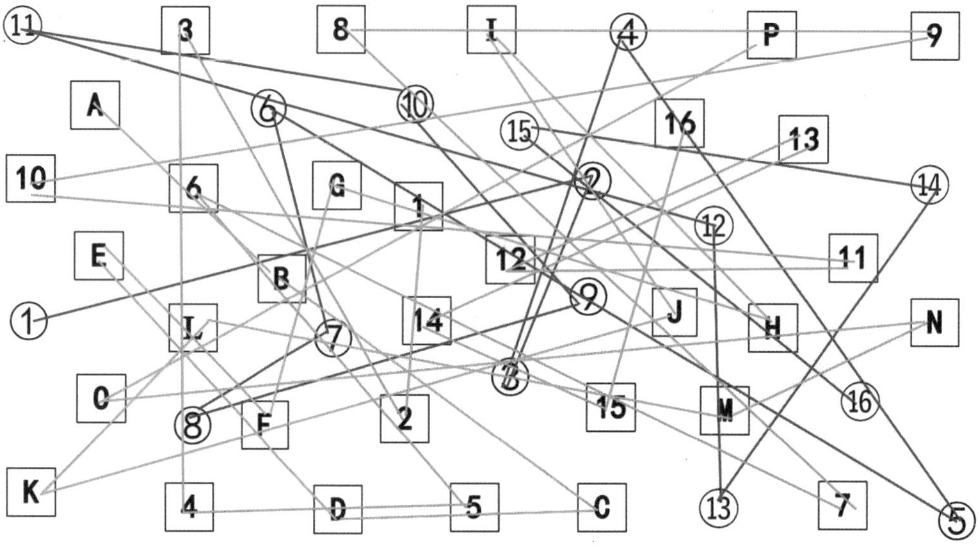

第二题

顺着蓝色箭头指示的方向，您就能不间断地一笔画出五环图了。

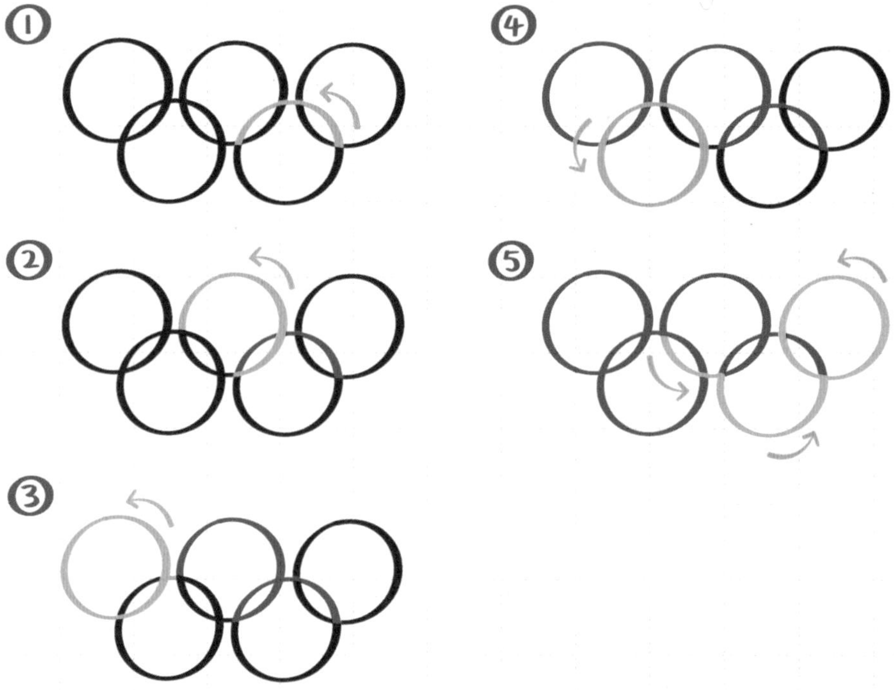

周日

周一

周二

周三

周四

周五

周六

今日训练：我触摸到的美好回忆

任务难度：★

任务领域：心理训练

寻找一个属于自己的珍贵物品，可以是体育比赛中获得的奖杯，出去旅游买的纪念品，又或者是年轻时用过的水杯。请闭上双眼，仔细地抚摸这个物品，感受它的材质、纹理和触感。用感官去刺激记忆，这可以更加生动地勾起我们记忆中的那些美好，请把这些美好写下来吧！

心理小贴士

美好的回忆是我们保持心情愉悦、乐观积极的重要的心灵财富，让我们来挖掘自己的“回忆宝藏”吧！

请写在空白处。

周日

周一

周二

周三

周四

周五

周六

今日训练：一枚硬币的两面

任务难度：★★

任务领域：心理训练

1.找一个您觉得有价值但还在犹豫是否要去做的活动或计划。

2.在下一页左边的圆圈里，写下您对这项活动或计划的重视程度，或者您希望通过它实现的价值或成就。

3.在下一页右边的圆圈里，写下当您采取行动时，有可能会遇到的困难。

4.在接下来的一周里时不时地翻出它来看看，问问自己是否还愿意拥有这个计划。

做这件事的价值

可能遇到的困难

心理小贴士

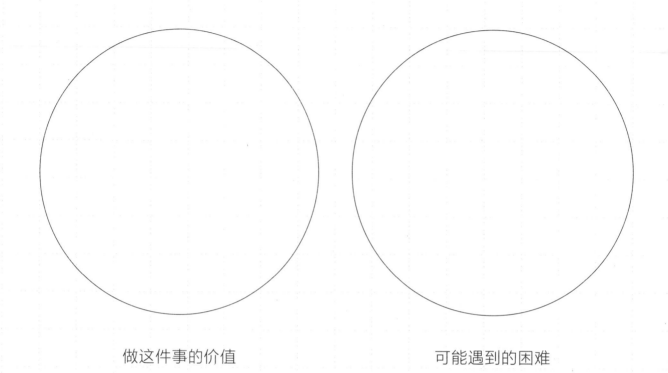

遇事不决，就扔个硬币来倾听自己内心的“声音”吧！

周日

周一

周二

周三

周四

周五

周六

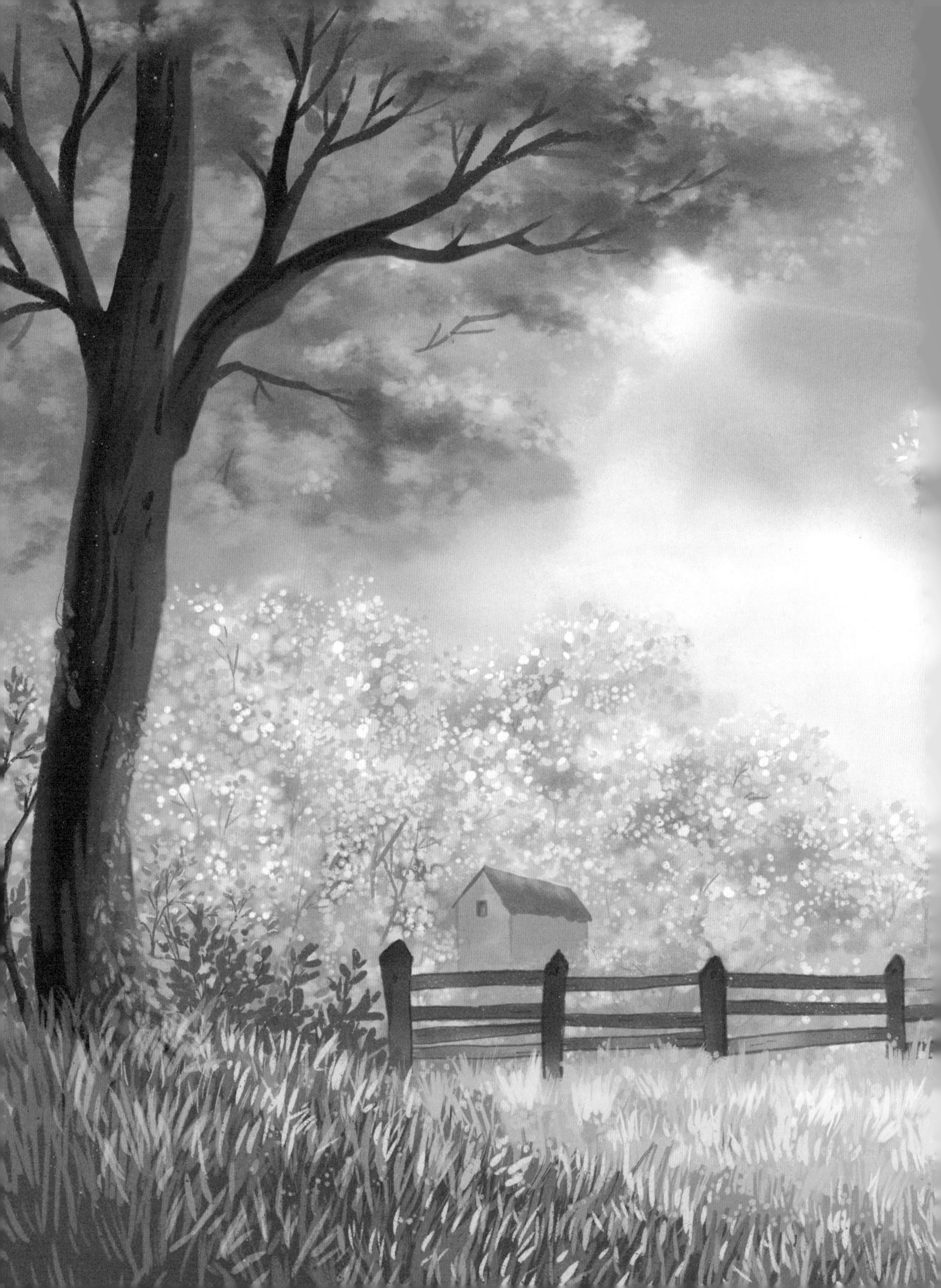

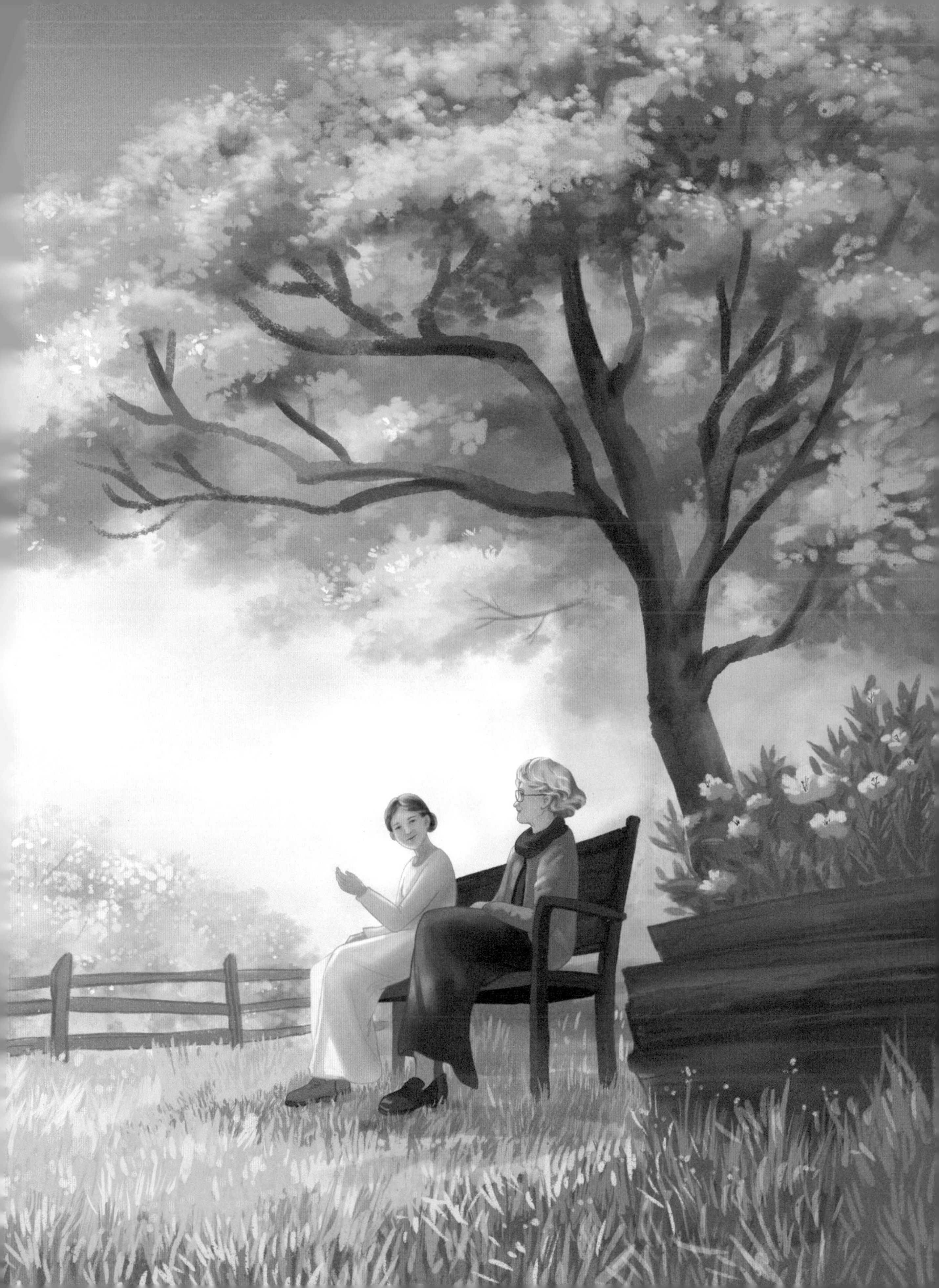

4

TA

今日训练：图片数字组合

任务难度：★

任务领域：记忆训练

下面图片中的物品分别对应着不同的数字，请您观察30秒，回答下一页的问题。

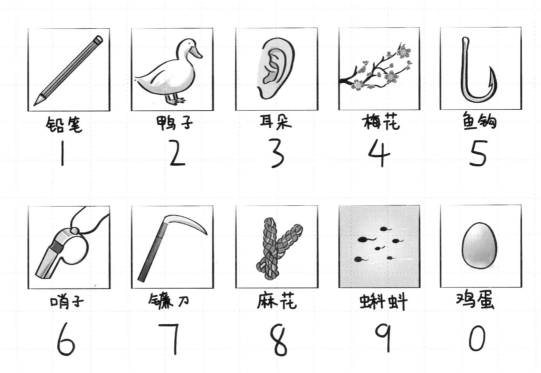

铅笔 1

鸭子 2

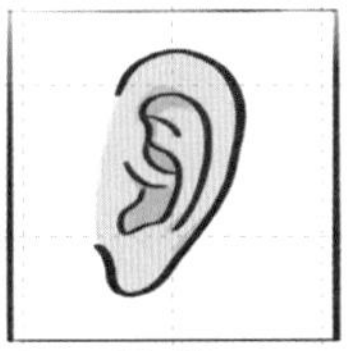
耳朵 3

梅花 4

鱼钩 5

哨子 6

镰刀 7

麻花 8

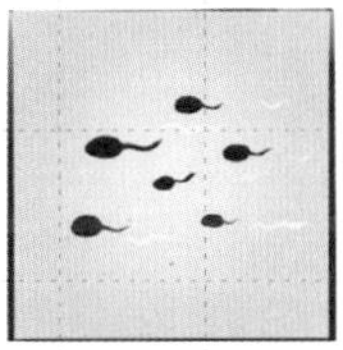
蝌蚪 9

鸡蛋 0

第一题：数字3对应的物品是什么？

第二题：蝌蚪对应的数字是什么？

第三题：刚才的图片中有鹅吗？如果有，它对应的数字是什么？

翻转查看答案

第一题：数字3对应的物品是耳朵。

第二题：蝌蚪对应的数字是9。

第三题：图片中没有鹅。

记忆小贴士

不同事物之间的联合记忆在日常生活中十分普遍。事物与事物之间的联合，可能会成为加强记忆的关键。让我们一起加油锻炼吧！

周日

周一

周二

周三

周四

周五

周六

今日训练：寻找快乐的人

任务难度：★★

任务领域：视空间训练

问题：您能从下面三幅忧伤、痛苦的图片中看到快乐的人吗？

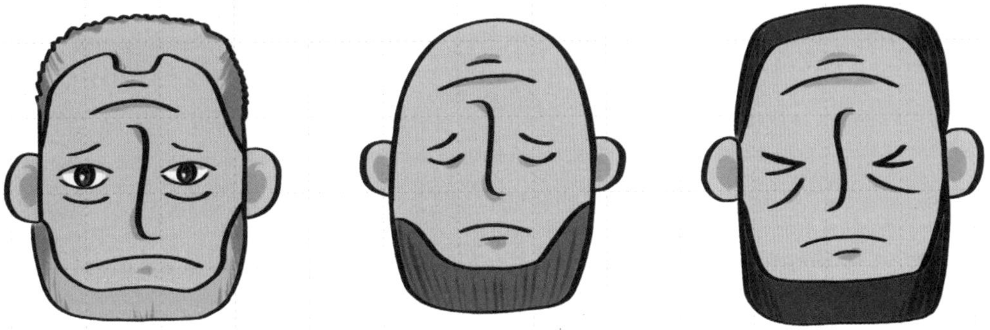

翻转查看答案

试试把图颠倒过来，就是快乐的人了！

视觉小贴士

空间知觉是视空间能力的重要组成部分，颠倒转换训练可以提高我们的空间推理能力，帮助我们更好地辨别方向，从而减少找路困难、迷路等情况的出现。

周日

周一

周二

周三

周四

周五

周六

今日训练：成语消消乐

任务难度：★★★

任务领域：语言训练

于娜的朋友推荐给她一款成语消消乐游戏，她觉得很有意思，于是把这个游戏推荐给您。每个方块中都有一个字，请找出这些汉字中包含的所有成语（每个成语的四个字在位置上是连续的），并将它们用笔圈出来。考验您的成语功底和反应能力的时刻到了，快来试一试吧！

记得要把所有成语圈出来啊，想一想它们都有什么含义呢？

语言小贴士

成语是中华传统文化的重要内容，有固定的结构形式和固定的说法，表示一定的意义，在语句中是作为一个整体来应用的，承担主语、宾语、定语等成分。这个训练可以锻炼我们的语义检索和控制能力，我们在检索成语的时候也应该清楚认识到有些成语在图中是不完整的，因此不应当圈出。

第一题

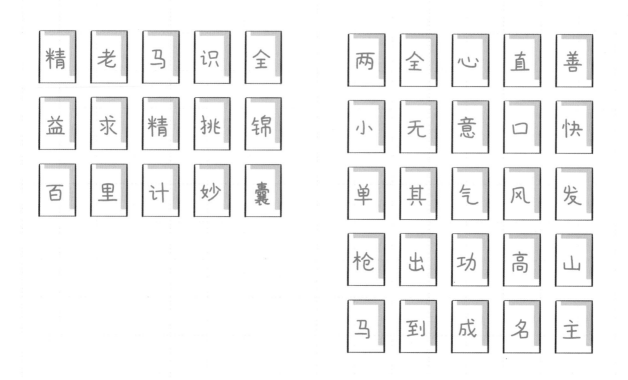

精	老	马	识	全
益	求	精	挑	锦
百	里	计	妙	囊

第二题

两	全	心	直	善
小	无	意	口	快
单	其	气	风	发
枪	出	功	高	山
马	到	成	名	主

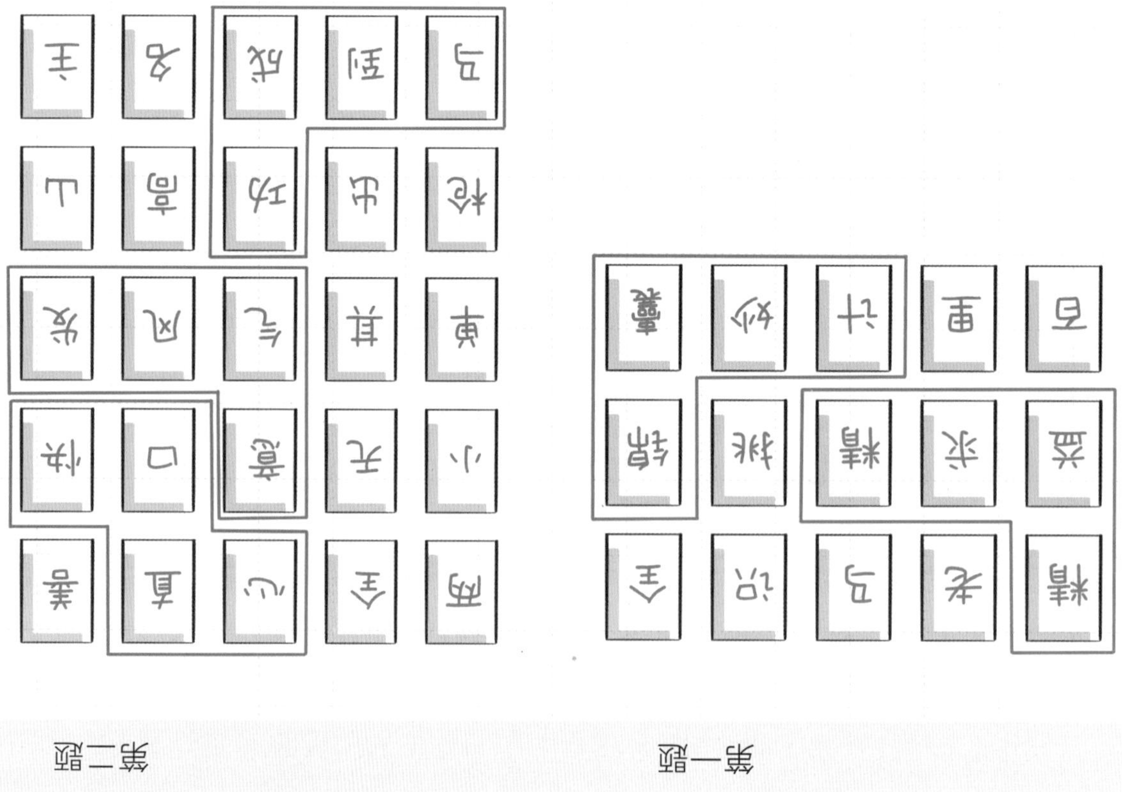

翻转查看答案

周日

周一

周二

周三

周四

周五

周六

今日训练：解忧绿植

任务难度：★★

任务领域：心理训练

仔细观察一棵绿植：想象这棵绿植浮现在脑海中的样子，想象一阵风吹过，它的枝叶轻微摇摆了一下，偶尔还能闻到叶子的清香；

对它说出一件困扰您的事情和这件事情使您产生的想法；

现在想象您的想法缓缓飘到这棵绿植的枝叶上，并被这棵绿植接受了；

这个想法现在进入了这棵绿植的根茎中，慢慢爬到更显眼的叶子表面，又一阵风吹过，这些想法慢慢地消散在空气中了；

现在，再仔细观察这棵绿植，它还是绿意盎然，充满生机的。

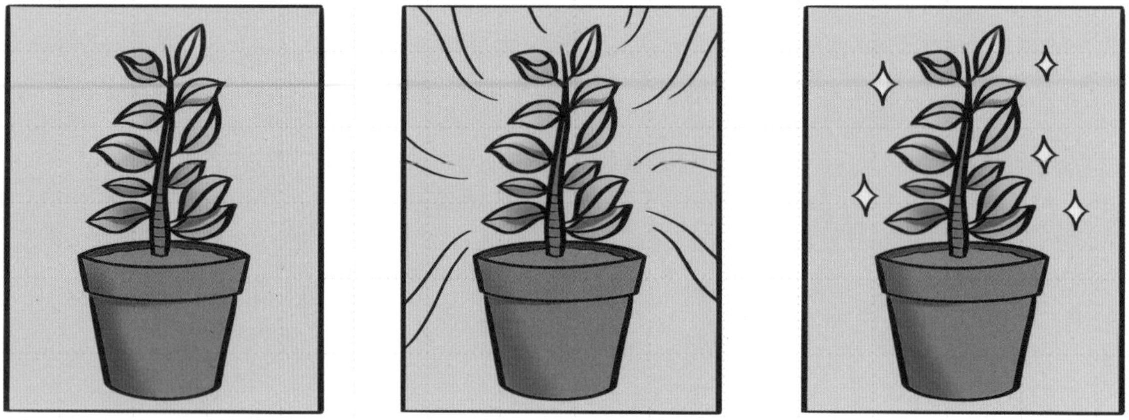

心理小贴士

家里的绿植、盆栽除了能够净化空气、美化环境，还能帮助我们放松心情，快去试试吧！

周日

周一

周二

周三

周四

周五

周六

今日训练：成双成对

任务难度：★★

任务领域：记忆训练

下面有一些卡片，每张卡片上有两个图形，请您快速记忆它们的配对关系，然后翻到下一页。

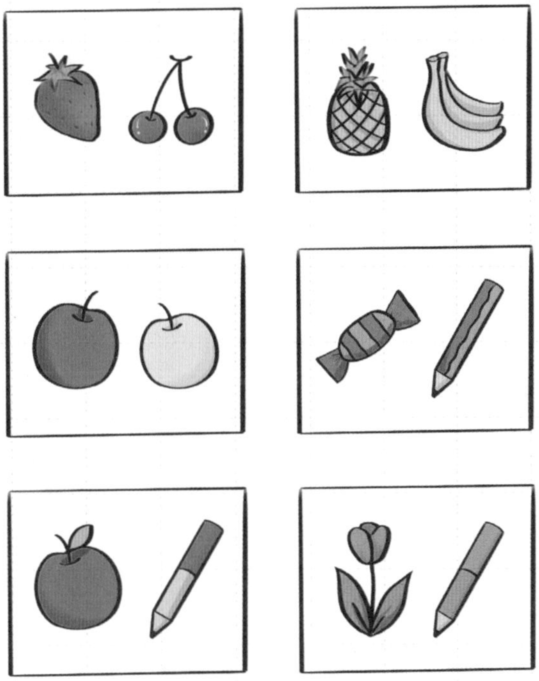

现在，请您回忆上一页的图形分组关系，完成下方的连线任务。

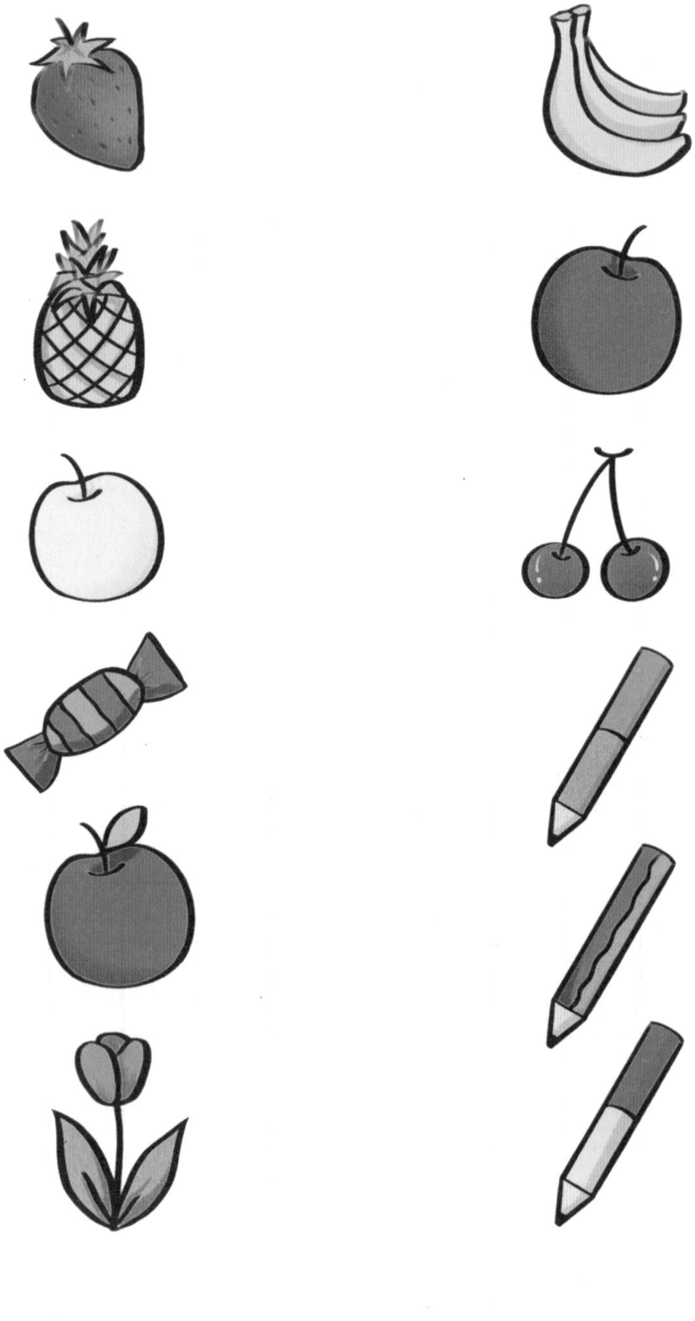

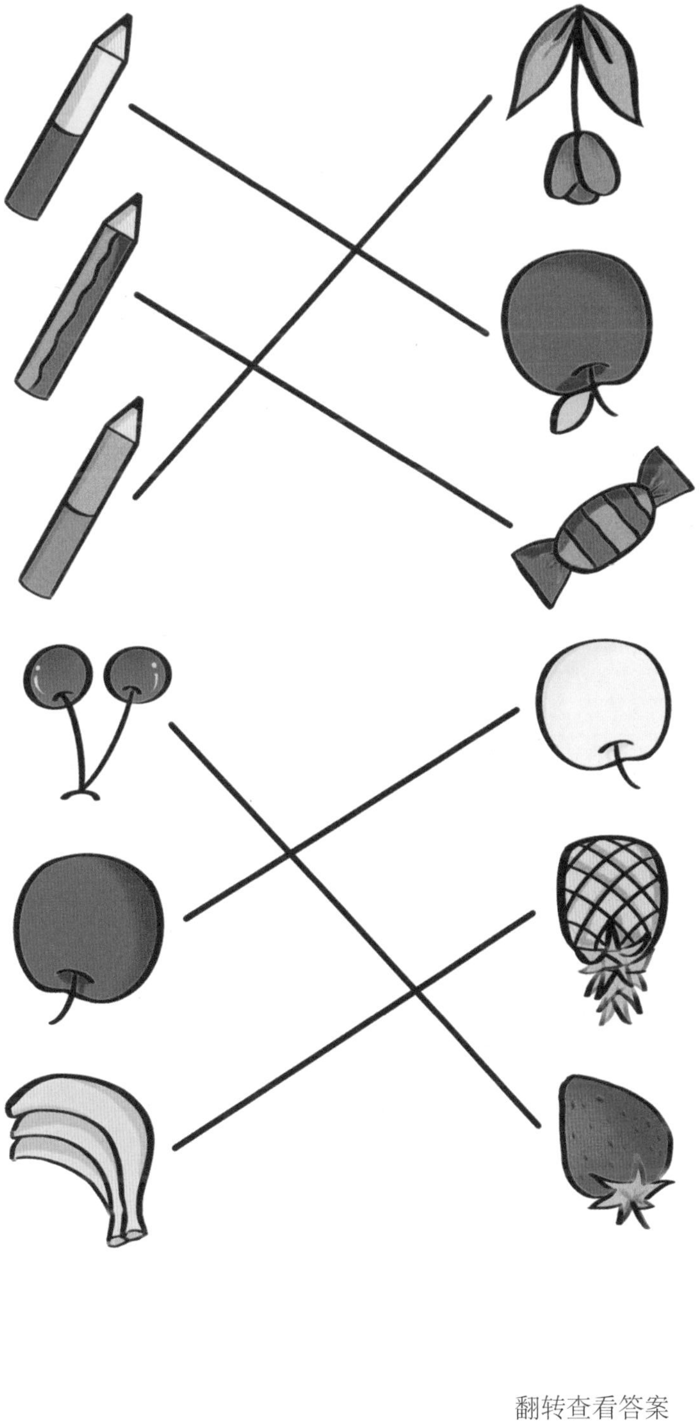

翻转查看答案

记忆小贴士

配对记忆指的是记住两个相关的事物或概念，它是人类认知能力中非常重要的一部分。提升配对记忆能力能够帮助我们提升学习效果和记忆表现。

周日

周一

周二

周三

周四

周五

周六

今日训练：一字变多字

任务难度：★★★★

任务领域：语言训练

周末，小区举办了一场联谊活动，您和赵明结伴参加。其中一个有奖竞猜的游戏是给出一些字，要求您在给出的字的基础上添加一笔，使之变成一个新的字。如“日”字可以在左边加一竖变成“旧”，也可以在中间加一横变成“目”。试试看，您能找出几个答案。

语言小贴士

据统计，汉字约有10万个，而日常生活中常用的汉字数量约为3500个，却占据了99%的语言篇幅。虽然汉字的形态千变万化，但汉字的结构也就几种，如左右结构、上下结构、左中右结构、上中下结构、半包围结构、全包围结构及独体结构。这个训练可以帮助锻炼我们的语义联想和构字法能力。

第一题

日

第二题

二

第三题

大

仅供参考，其他答案合理也可。

第一题

甲、由、申、田、旧、白、电、目、旦等。

第二题

亏、三、土、干、工、于、亍、与、上等。

第三题

太、犬、天、木、夫、夭、央等。

周日

周一

周二

周三

周四

周五

周六

今日训练：寻找立体图

任务难度：★★★★

任务领域：视空间训练

第一题：您能从右图中右边复杂的线条图里找到左边的电脑机箱简图吗？试着用笔把它描画出来。

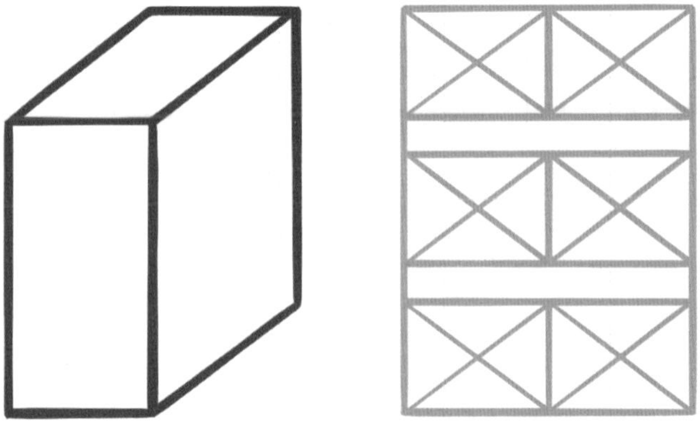

第二题：您能从右图中右边复杂的线条图里找到左边的立方体图形吗？试着用笔把它描画出来。

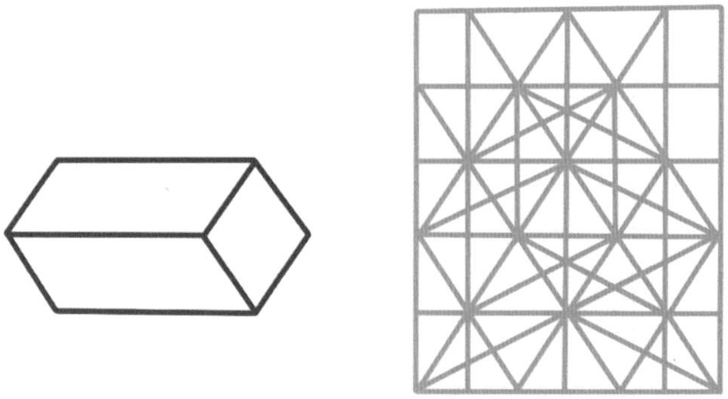

第三题：右图里藏着一条三角形热带鱼，请您找出来，并用彩色笔把它描画出来。

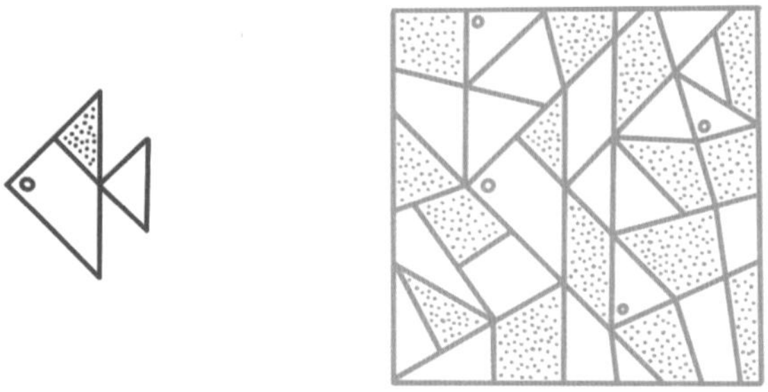

视觉小贴士：
简笔画的魔力

在文字出现之前，人类祖先靠着图形和简笔画来表达思想、叙述故事。后来，图形化思维演变为认知训练的重要工具之一。训练图形化思维不仅能让参与者的左脑和右脑协同配合，而且能满足参与者的情感需求，帮助参与者建立自我效能感，提升自信，减少焦虑，满足认知需要。

第一题

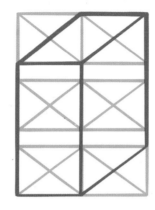

第二题

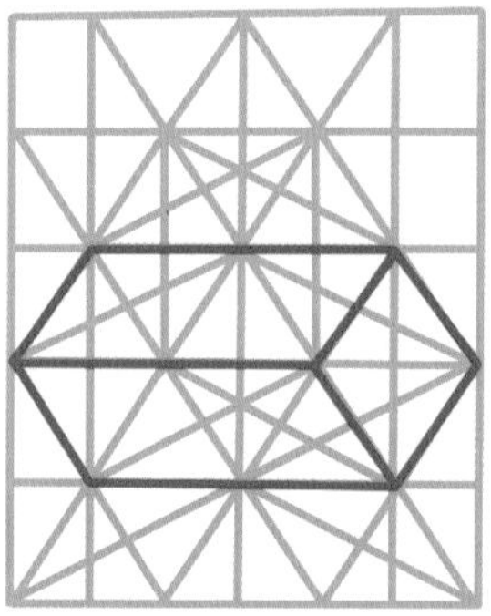

第三题

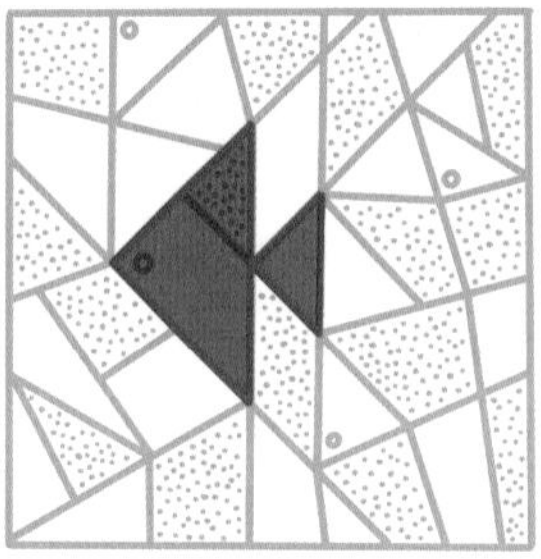

周日

周一

周二

周三

周四

周五

周六

今日训练：描绘您的情绪

任务难度：★★★

任务领域：心理训练

选择一种情绪，可以是愉悦的，也可以是难过的。最好选择您此刻正感受到的情绪，如果您不能认清自己现在的情绪，也可以选择您最近经历过的情绪，请尽量描绘得具体一点。

1.找到一种声音，用它来描绘您的情绪。例如，您感到悲伤，可以用叹气的声音来描绘，或是用某首歌。

2.描绘您觉察到的情绪强度。尽可能准确地描绘情绪的强度，大胆构想，必要时可以使用比喻。例如，您感到紧张，可以写“感觉如此强烈，就像心脏遭到摇滚乐鼓点的撞击”。

3.描绘这个情绪带给您的感觉。例如，您感到生气，可以说“像水开了，顶得壶盖噼啪作响”。

情绪名称：

用一种声音来描绘它：

描绘它的强度：

描绘它的感觉：

心理小贴士

将情绪形象化和具体化，可以有效帮助我们表达内心的情绪，这样有利于心理健康哦！

周日

周一

周二

周三

周四

周五

周六

TA

今日训练：老刘的秘制酱料

任务难度：★★

任务领域：逻辑训练

老刘很擅长做饭，尤其是煎饼，她做得非常好吃，邻居吃过后都赞不绝口。老刘表示煎饼好吃的秘诀就在于她的特制酱料，咸中回鲜，令人闻之垂涎。街坊邻居都来向她请教配方，可老刘只说：“我这秘方是在芝麻酱、花生酱、韭菜花酱、黄豆酱、甜面酱五种酱料里面精心挑选了三种，再加上调味品一起做的，你们猜去吧！”

陈俊说：“我觉着这里头肯定有芝麻酱和韭菜花酱。”

于娜说：“老陈啊，你鼻子不灵啦，哪有韭菜花的味道？我猜是甜面酱和黄豆酱吧！”

赵明说：“我也觉得有甜面酱，估计还有花生酱吧。”

李萍说：“我觉得是黄豆酱和韭菜花酱。”

排在前面的四个人你一言我一语地猜着，老刘笑着说：“你们每个人都只猜对了一种。”

您能猜出来老刘到底放了哪三种酱吗？

提示：本题有一个关键线索，那就是每个人都只猜对了一种。您可以逐一提出假设并检验。例如，如果陈俊猜对的是芝麻酱，那么会对其他人物猜对的酱产生什么影响呢？试试这样罗列分析吧。

逻辑小贴士

推理能力是非常重要的认知能力，在日常生活场景中也时常会用到。您可以在模拟的小场景中锻炼这种能力，掌握逻辑思维方式，排除错误答案，筛选出正确答案。您还可以使用画表格的方法，列出不同的可能性，并逐个分析，得到答案。一起来给大脑做做逻辑保健操吧！

翻转查看答案

芝麻酱，花生酱，黄豆酱。

周日

周一

周二

周三

周四

周五

周六

今日训练：画时钟

任务难度：★★★

任务领域：视空间训练

下图是赵明的孙子调皮胡乱画的时钟，准确时间是6：20。请您仔细观察这三幅画，指出其中的问题。随后，也请您在空白处画一幅时钟画，时间指示为6：20。

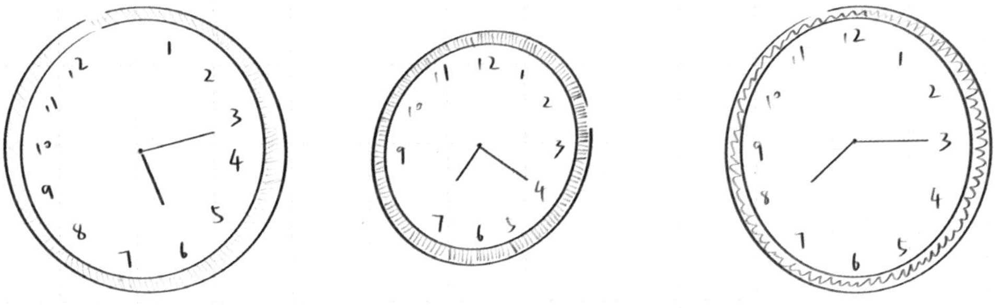

答案

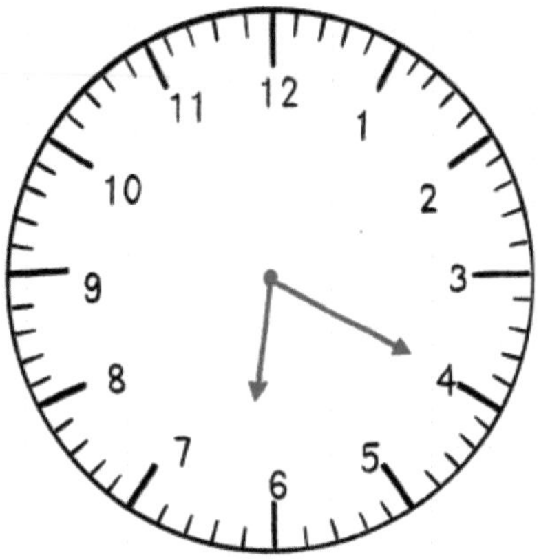

视觉小贴士：画钟测验

画钟测验（clock drawing test, CDT）通常用来快速评估一个人的视空间能力，要求被试在一张白纸上画出如1：50或3：40的钟面。这个测验能检测被试的视空间能力、执行功能和记忆力，因此画钟测验在认知障碍评估中经常被使用。

画钟测验有多种评分方法：如3分法（MoCA量表）、4分法（Mini-cog量表和BABRI-CDT），此外还有5分法、7分法、10分法、16分法和20分法等。其中最常用的是3分法和4分法，以4分法为例：能画出闭合的表盘，记1分；全部12个数字正确且无遗漏，记1分；数字能安放在正确位置，记1分；指针能安放在正确位置，记1分。总分越高表示视空间能力越好。在实际应用中，画钟测验通常和复杂图形测验联合使用。

周日

周一

周二

周三

周四

周五

周六

今日训练：阅读画图形

任务难度：★★

任务领域：语言训练

社区将要组织大家举办绘画比赛，您和于娜也报名参加了这次比赛。请根据下一页文字描述的内容在空白处画出图像（您也可以用彩笔为画涂上颜色）。

语言小贴士

文字和图画都可以用来描述这个多姿多彩的世界，文字凝练简洁，图画多姿多彩、生动形象。这个训练可以帮助锻炼我们的图文转化能力、语义的联想和产出能力，还可以帮助我们加深对文字的记忆和理解。

请画在空白处。

第一题：枯藤老树昏鸦，小桥流水人家。

第二题：我家门前有两棵树，一棵是枣树，一棵还是枣树。

请画在空白处。

仅供参考，其他答案合理也可。

第一题

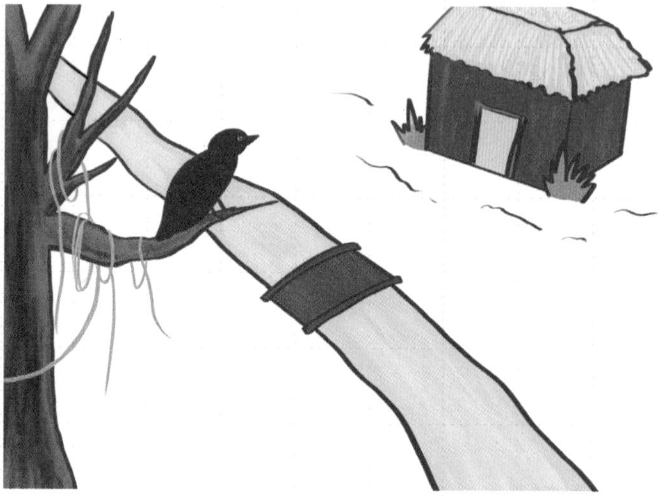

第二题

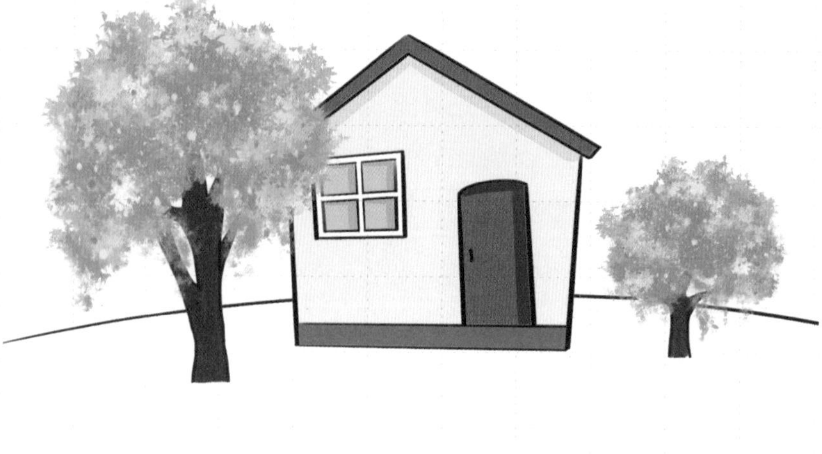

周日

周一

周二

周三

周四

周五

周六

今日训练：“5-4-3-2-1”落地法

任务难度：★★★

任务领域：心理训练

当被某人或某事激起愤怒、恐惧、悲伤等情绪时，可以通过以下方法迅速平复情绪。

5——眼睛看向周围，从环境中找到任意5种不同的物体；

4——从身边寻找4种不同质感的物体并触摸它们；

3——听出周围环境中的3种声音，或者打开手机听3种风格完全不同的音乐；

2——使自己全身心融入环境中，闻出2种气味；

1——品尝1种味道，可以是食物、饮料，甚至是白开水。

心理小贴士

这个方法能够通过转移注意力的方式帮助我们有效平复情绪，尤其是在情绪比较激动的时候，效果会更好。

周日

周一

周二

周三

周四

周五

周六

今日训练：我可以做些什么

任务难度：★★★

任务领域：心理训练

当我们出现负面情绪时，除了探索情绪背后我们的想法，还可以通过行为上的改变来调节我们的情绪。比如，当我们感到孤独时，我们可以通过主动去联系子女或者朋友、结交新的朋友等方式来缓解孤独感。回忆一下，您最近的生活中出现了哪些负面情绪？想想可以做些什么来应对这些情绪。

负面情绪	我可以做些什么

心理小贴士

当我们感到不顺心时，可以多想一想我们可以做些什么让心情好起来。主动出击，告别消极情绪！

周日

周一

周二

周三

周四

周五

周六

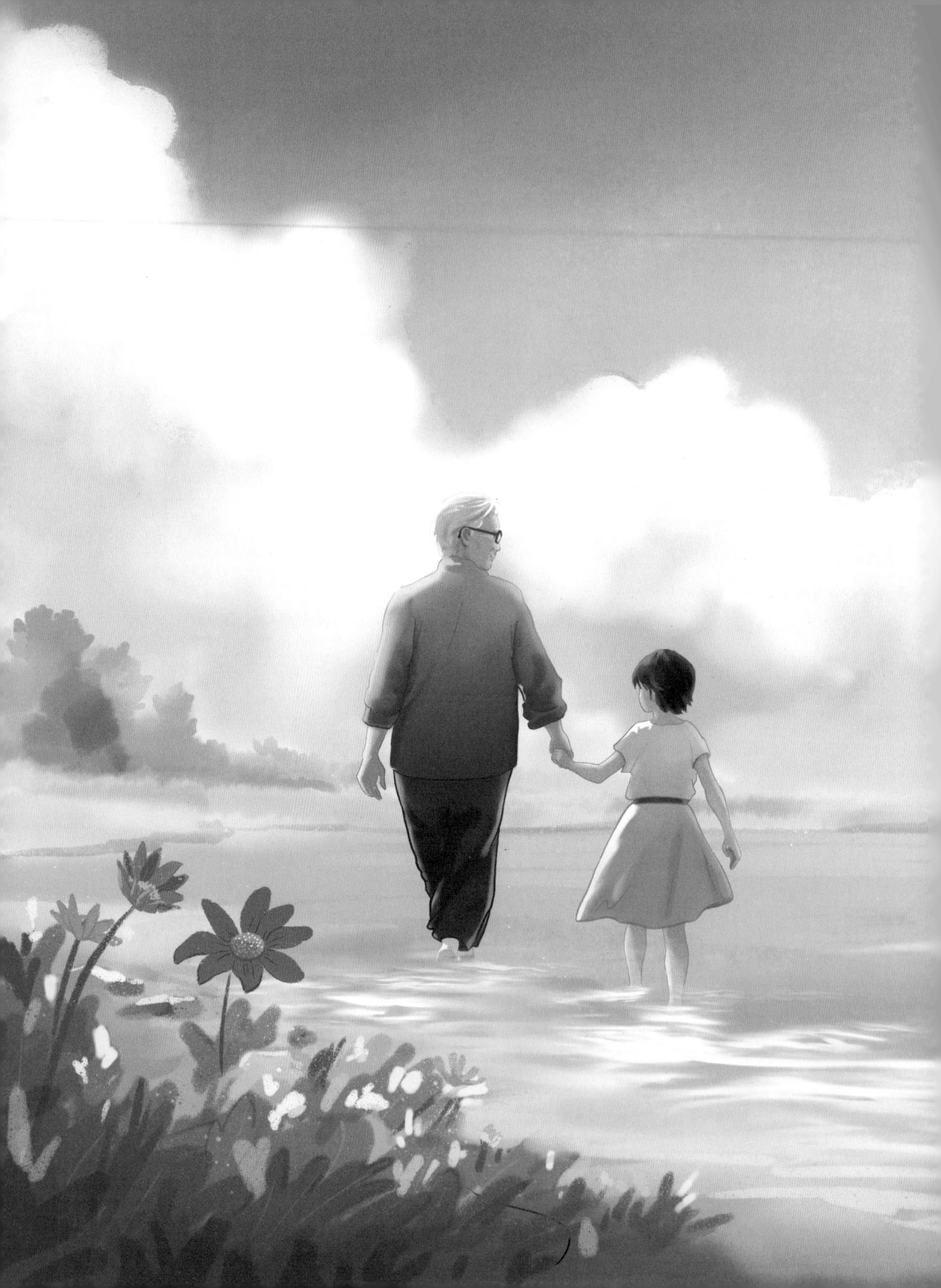

7

TA

今日训练：赵明的吃药顺序

任务难度：★★★★

任务领域：逻辑训练

赵明有定期去医院体检的习惯。自己的身体有点老毛病，所以他很注重健康，医生给他开的药，他都按时、按量吃，医生建议的饮食习惯，他也照做，所以这次体检结果很好，医生便给赵明调整了药量和吃药顺序。

然而，赵明虽然记住了医生的嘱咐，却没有理清服药的顺序。他只记得医生说这些药都是在每天的三餐之前吃，且每天只吃一次。有一顿饭前需要吃两种药；其他两顿饭前各吃一种；黄色药粒不是最后一个吃，也不能跟其他药粒一起吃；黑色药粒和白色药粒的药性相冲，所以不能放在一起吃，并且黑色药粒有助眠效果，所以要在晚上吃；灰色药粒不能在早饭前吃，必须和另一个药粒一起，但不能和黑色药粒一起吃。

请您帮赵明想一想，这黑、白、灰、黄四种药粒分别在哪个时间点吃？怎么吃呢？

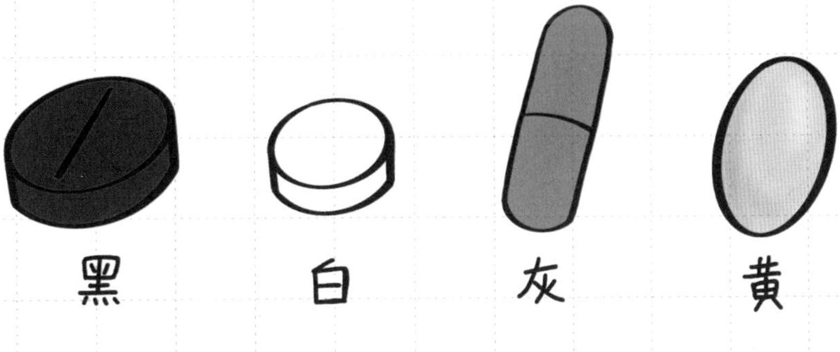

提示：面对比较多的限制条件时，您可能会读了后面忘前面，理不清楚思路。这个时候建议您拿出纸和笔，把条件按照一定的逻辑顺序理出来。例如，利用下面的表格，先梳理题干信息，再根据题目给出的限制条件，排除相互矛盾的结果，最终推导出正确的答案！

我们首先根据题目中给出的描述，分析出下表：

药粒种类	是否与其他药粒一起吃	时间要求
黄色	单独服用	早饭/午饭前
黑色	单独服用或与黄色或灰色一起服用	晚饭前
白色	不能和黑色同服	早饭/午饭前
灰色	必须和黄色或白色一起服用	不能早饭吃

接着对每个条件之间的关系进行汇总分析，可以得到以下信息。

（1）灰色只能和黄色或白色药粒一起服用，但是由于黄色药粒必须单独服用，所以灰色药粒是与白色药粒一起服用的。所以三餐之前服用的药物组合是：黄色，白色+灰色，黑色。

（2）接下来我们更新表格信息，并进行服药顺序的推理。

药粒种类	是否与其他药粒一起吃	时间要求
黄色	单独服用	早饭/午饭前
黑色	单独服用	晚饭前
白色	合并服用	早饭/午饭前
灰色	合并服用	不能早饭吃

由于灰色和白色药粒一起服用，所以对两种药物的服药限制进行合并分析，可以知道，两种药物只能在午饭前服用。同时，由于黄色药粒必须单独服用，因此黄色药粒早餐前服用。

逻辑小贴士

开展逻辑推理训练，可以增强我们的学习和理解能力。通过对信息合理地分析和评估，使用分类、比较、归纳等技巧进行信息处理，我们在理清思路、准确决策、快速反应等多个方面的功能都将得到有效的提升。

整合上述信息，得到最终服药方案，结果如下：

吃药时间	药粒种类
早饭前	黄色
午饭前	白色和灰色
晚饭前	黑色

周日

周一

周二

周三

周四

周五

周六

2

今日训练：视觉大发现

任务难度：★★

任务领域：视空间训练

请您仔细观察下图中的两个点（蓝色和黄色），哪个点是圆心呢？

A.蓝色点　　B.黄色点

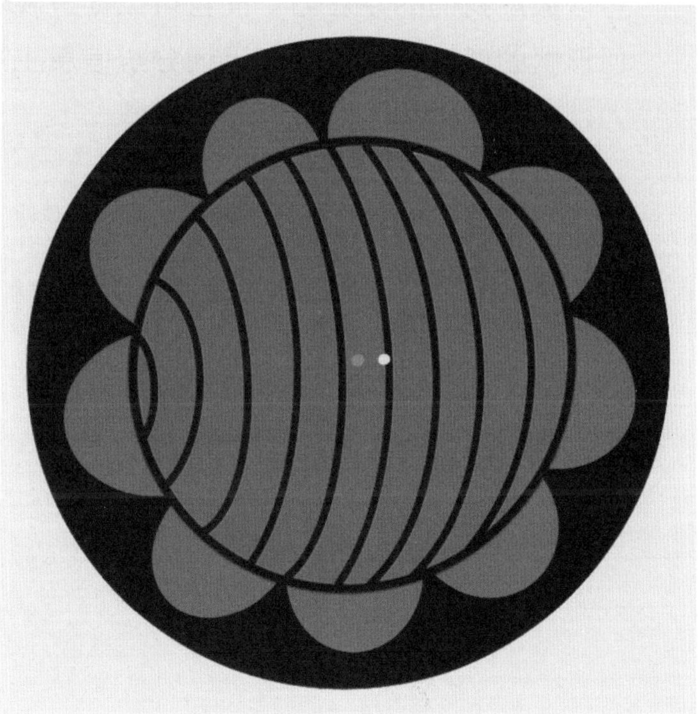

答案

A.蓝色点

视觉小贴士：
锻炼良好的空间知觉

经常观察不同形状的符号和几何图案，不仅可以锻炼我们的专注力，而且可以促进我们对几何形状的感知，提高我们迅速分辨信息主次的能力，从而提升我们大脑的认知能力。

周日

周一

周二

周三

周四

周五

周六

今日训练：相似词语记忆

任务难度：★★

任务领域：记忆训练

请看这里！下面罗列了一些词语，请您尽量记住它们，并完成后续的任务。

围巾

乒乓球

梅花

裤子

律师

大衣

现在，请您进行回忆，从下列图片当中判断哪些是刚才词中出现过的，并用笔圈出来。

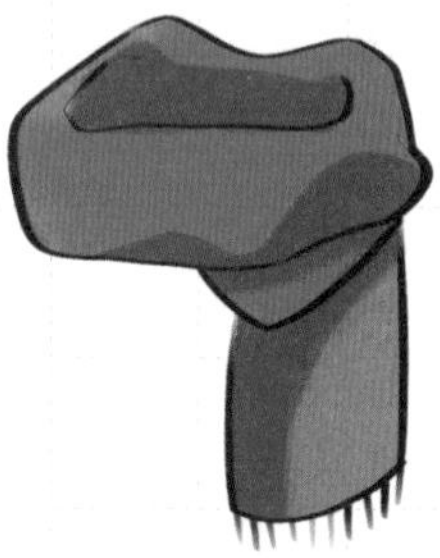
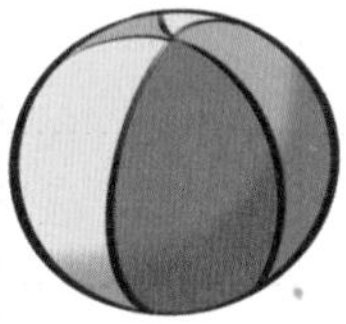
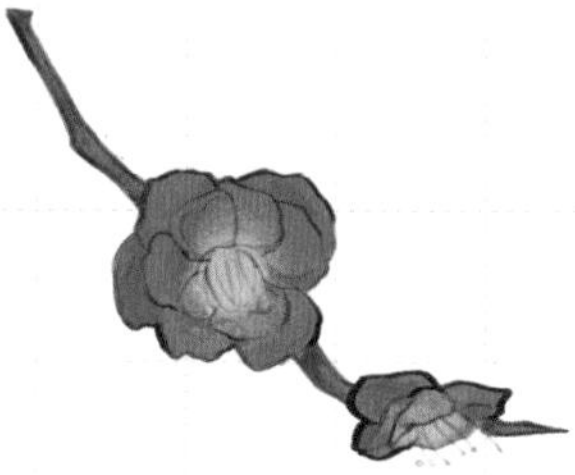
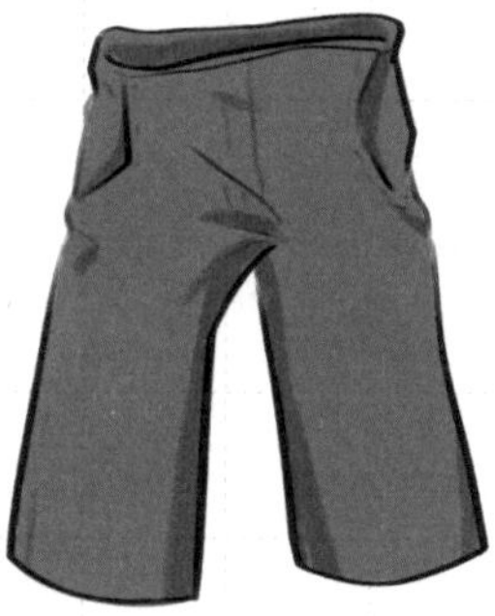

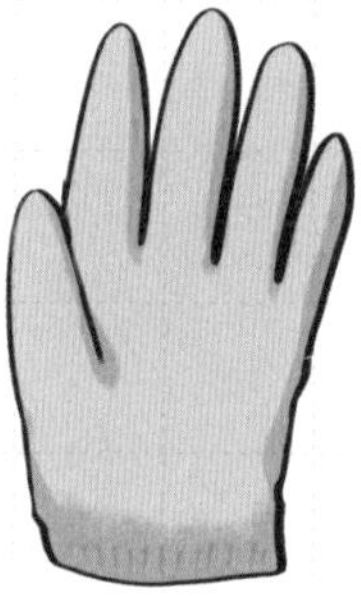

记忆小贴士

积极锻炼记忆力，保持记忆的广度，是我们预防认知衰老很重要的一部分。您是否有买菜前想过买什么菜但到了超市却总是漏买的经历？增加记忆的广度，尴尬的事情便不会再发生啦！

答案

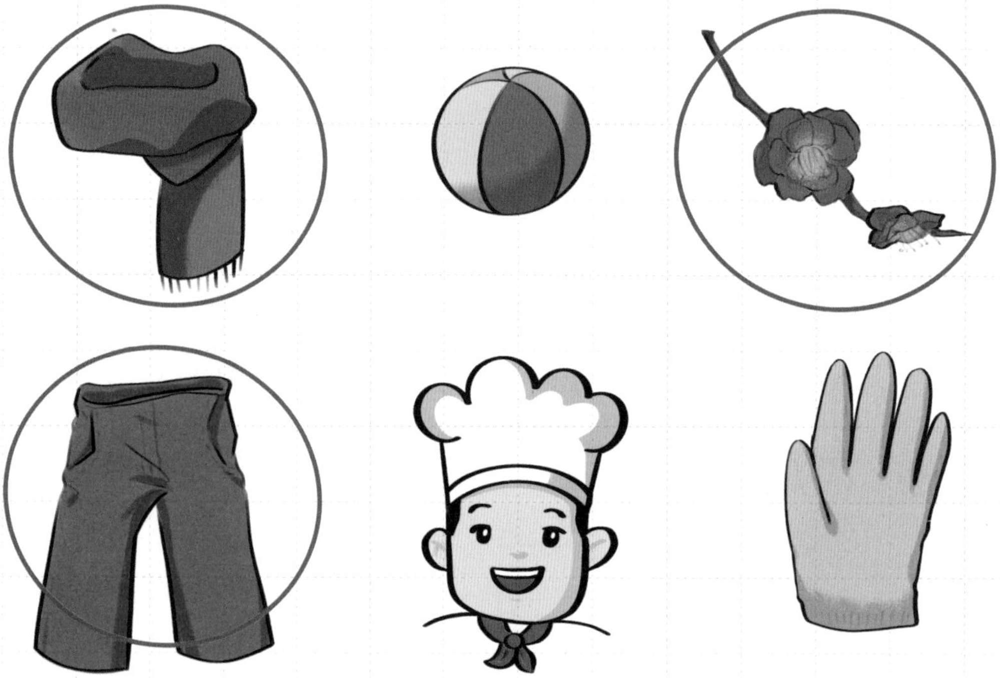

周日

周一

周二

周三

周四

周五

周六

今日训练：空间呼吸法

任务难度：★★★

任务领域：心理训练

请先 回忆一件给您带来困扰的事，根据引导，写在下一页的空白处。

心理小贴士

这个练习可以有效地帮助我们集中注意力并放松全身，缓解压力性事件带给我们的消极的情绪体验。如果您最近心情很紧张的话，就快来试一试这个方法吧！

1.想一下这件事，观察您身体现在的感觉。

2.尽可能地觉察您现在的情绪和想法。在当下这一刻的体验是什么？您注意到了什么样的感觉？您的身体有不适感或者紧张感吗？现在，出现了什么想法？您感到什么样的情绪？不适感或紧张感出现在您身体的什么部位？

不用对抗，也不需要评价，只要接受这就是现在的体验就可以了。开始深呼吸，尽可能地在每一次呼吸时集中注意力，把关注点放到呼吸和腹部的起伏上，持续5分钟。

周日

周一

周二

周三

周四

周五

周六

今日训练：编故事吧

任务难度：★

任务领域：记忆训练

观察 下方图片 10 秒，记住图中的所有物品，并尝试用语言将它们串起来！

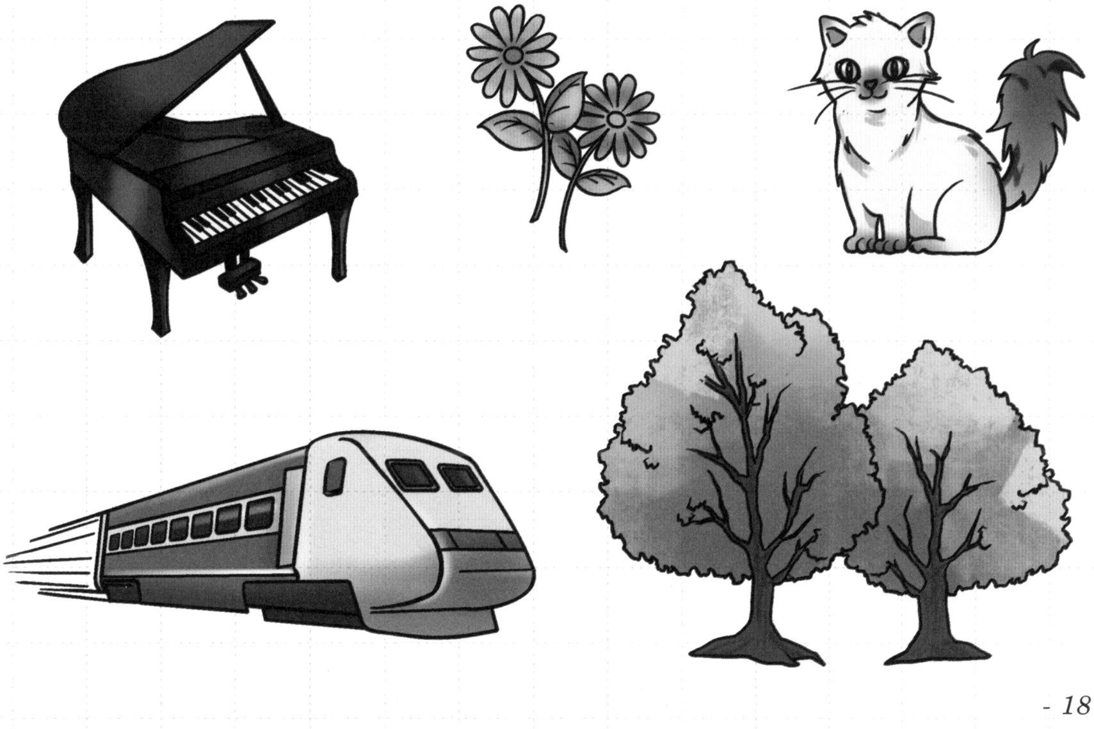

答案

仅供参考，其他答案合理也可。

从前有一个小女孩，她最喜欢的事情就是弹钢琴，每天下午她都会在家里弹钢琴。悠扬的乐声顺着窗口飘到旁边遍布鲜花的公园里，常常引得人们驻足聆听，有时附近可爱的小猫也会被琴声吸引，从大树上跳下来，慢慢来到她的窗边。惬意的午后，嗅着芬芳的花香，徜徉在美妙的琴声里，每个人都感觉自己彷佛置身在一辆快速穿行的音乐列车上，欣赏着不断变化着的美丽风景。

记忆小贴士

尝试将多类物体快速记住的最好方法就是用自己的思维将它们串联起来，这样的记忆方式是十分牢固且高效的。

周日

周一

周二

周三

周四

周五

周六

今日训练：魔方达人

任务难度：★

任务领域：逻辑训练

您观察过魔方吗？它每一面的颜色都不同。请观察以下不同视角下的同一个魔方，您能说出相对两面的颜色是什么吗？

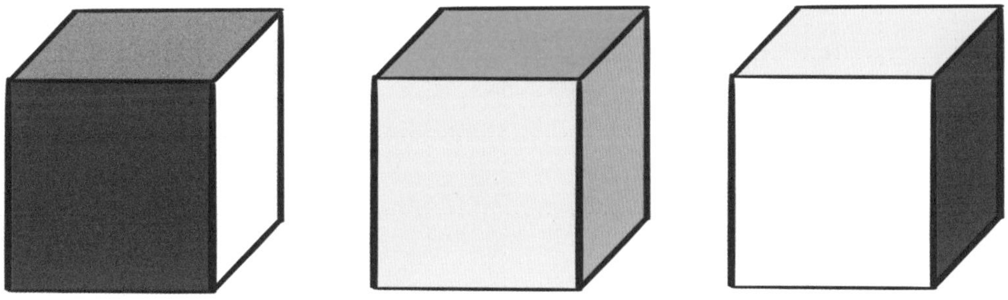

提示：您可以拿出纸笔，记录下每个图片展示的颜色关系，并在图片上进行模拟。想象一下各个颜色在空间中的位置。

答案

白一绿；黄一橙；红一蓝。

逻辑小贴士

通过找规律快速推理对应关系是一项重要的逻辑能力！试试从一个面着手，慢慢锁定其他面，在尝试中不断调整心中的规律，直到整个魔方的六个面都被锁定。这样，大脑也得到了锻炼！在日常生活中进行的逻辑推理练习越多，大脑得到的锻炼也越多！

周日

周一

周二

周三

周四

周五

周六

今日训练：绘制几何图形

任务难度：★★

任务领域：视空间训练

请模仿下面的图形，借助圆规、三角板等工具，在下一页空白处作图。

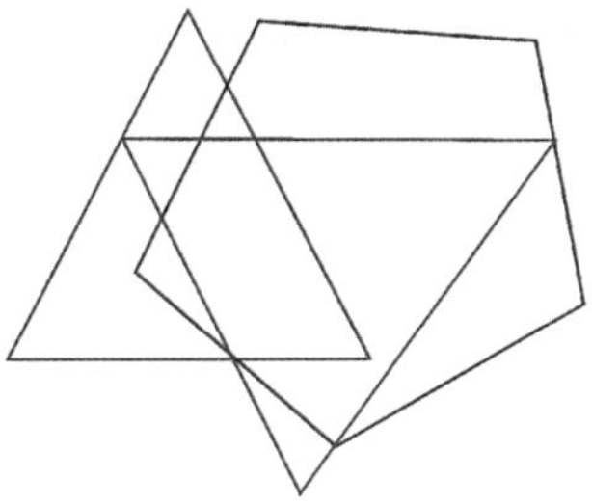
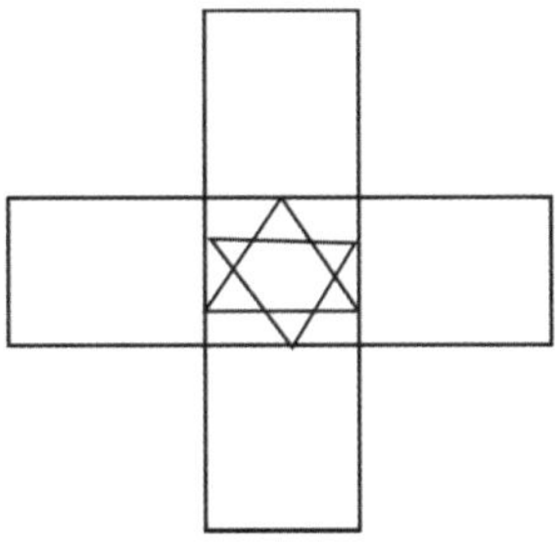
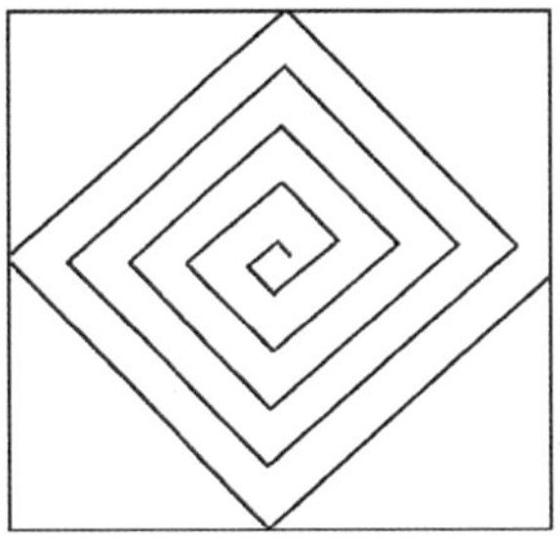

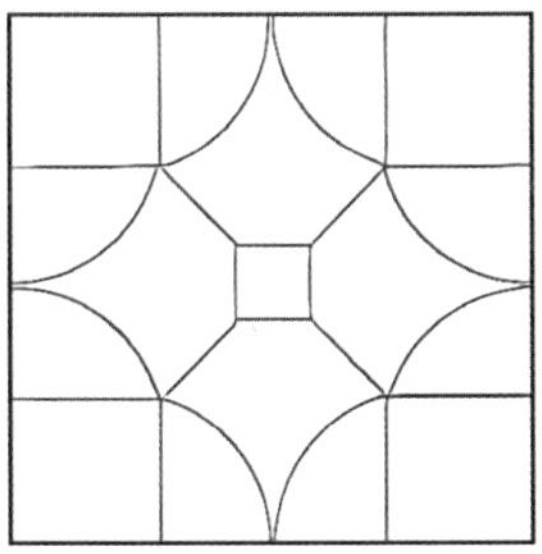
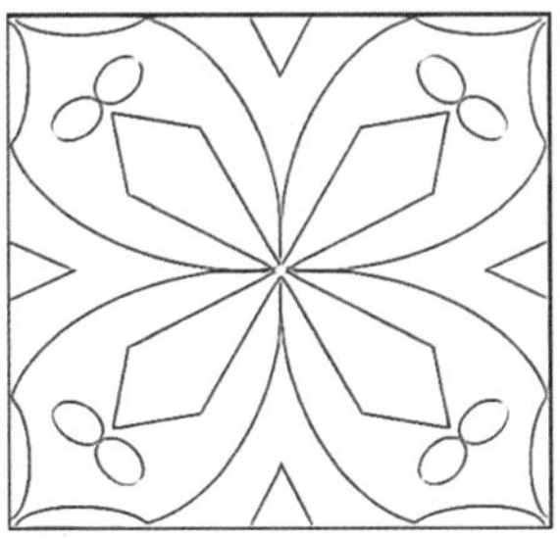
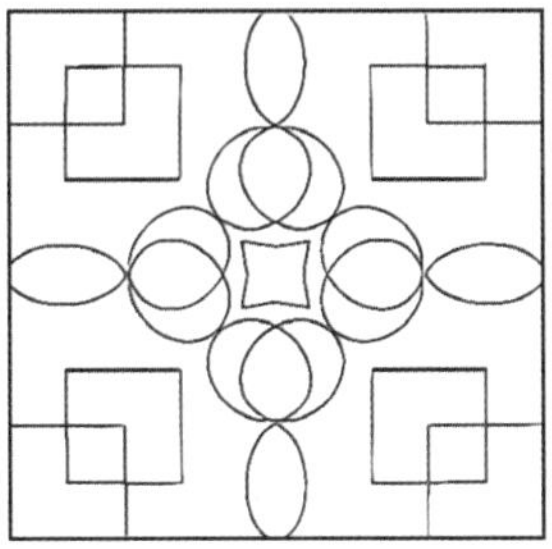

请画在空白处。

视觉小贴士：模仿绘画练习

人的视空间功能是后天习得的，是视觉、触觉、运动觉等多种感觉系统协同作用的结果。模仿绘画练习，能帮助我们建立对结构、空间关系的感知力。绘画是每个人与生俱来的能力，如今已经演变为艺术疗法的重要部分。

周日

周一

周二

周三

周四

周五

周六

今日训练：音乐冥想

任务难度：★★

任务领域：心理训练

1.播放一段“泉水潺潺”的音乐（如《山涧泉水》等），然后坐下来，闭上双眼，放松身体。

2.想象自己看着泉水从山上缓缓地流下来。

3.再想象自己是一片树叶，或者是一颗水滴，随着泉水漂流而下，最后融入大海。

4.大约5分钟后，缓缓睁开眼睛，结束练习。

心理小贴士

音乐疗法既能够达到舒缓情绪、放松心情的目的，又可以引导与刺激想象力，提高听觉能力和注意力，有益身心健康。

周日

周一

周二

周三

周四

周五

周六

今日训练：老李的一天

任务难度：★

任务领域：记忆训练

李萍要和姐妹们外出活动，留下老伴儿李建军一个人在家。李萍临走前，由于不放心，便上门拜托您帮忙照应老李，您答应了，她给您写了字条。

李萍走后，您仔细地看了一遍字条，记住了上面的内容，并把字条压在了水壶下。

字条内容：

麻烦您提醒老李在早上六点半之前出门，去菜市场找小孙的菜摊买新鲜的菜；

老李有腰椎间盘突出，麻烦您在下午三点半提醒他出去走动走动，不要一直坐着看电视；

晚上六点四十分，刘师傅来送背心，请提醒老李留意敲门声，拿到背心别忘试穿一下；

晚上八点，赵明会来找老李下棋，请提醒老李提前准备好棋盘。

第二天，您发现由于昨天拿水壶压着字条，上面有些字被水浸湿了，不过幸好，要提醒老李的事情，您都记住了。请您凭借记忆，把要提醒老李的事项补充完整吧！

麻烦您提醒老李在早上________之前出门，去菜市场找________的菜摊买新鲜的菜；

老李有腰椎间盘突出，麻烦您在下午________提醒他出去走动走动，不要一直坐着看电视；

晚上________，刘师傅来送背心，请提醒老李留意敲门声，拿到背心别忘试穿一下；

晚上八点，_______ 会来找老李 _______，请提醒老李提前准备好_______。

记忆小贴士

日常生活中，能够记住每一天要做什么，是记忆功能完整的重要保证。和朋友约会的时间、要带的东西、吃药的顺序等，都是老年人常常面临的记忆内容。多记忆、多回忆，实在记不下来的，就写在纸上，忘记的时候看一看，可以帮助我们更好地应对生活。

周日

周一

周二

周三

周四

周五

周六

今日训练：路在何方

任务难度：★

任务领域：逻辑训练

您和于娜需要去最近的地铁站乘坐地铁，但你们迷路了。于是您上前询问路人："您好！请问我想坐地铁到老小孩站，哪儿可以坐地铁呢？"

路人热心地说道："从这儿往南走1000米左右，再往西走50米，就是健康站。"

另一个热心的路人补充道："健康站距离近，但是需要换乘。快乐站不需要换乘，从这儿往东走500米，再往北走2000米之后，往西走700米左右就到了。"

问：快乐站在健康站的什么方位?

提示：距离也是很关键的信息哦！拿起笔在下一页的空白处画出位置关系可以帮助您推理。

请画在空白处。

请画在空白处。

答案

快乐站在健康站的西北方。

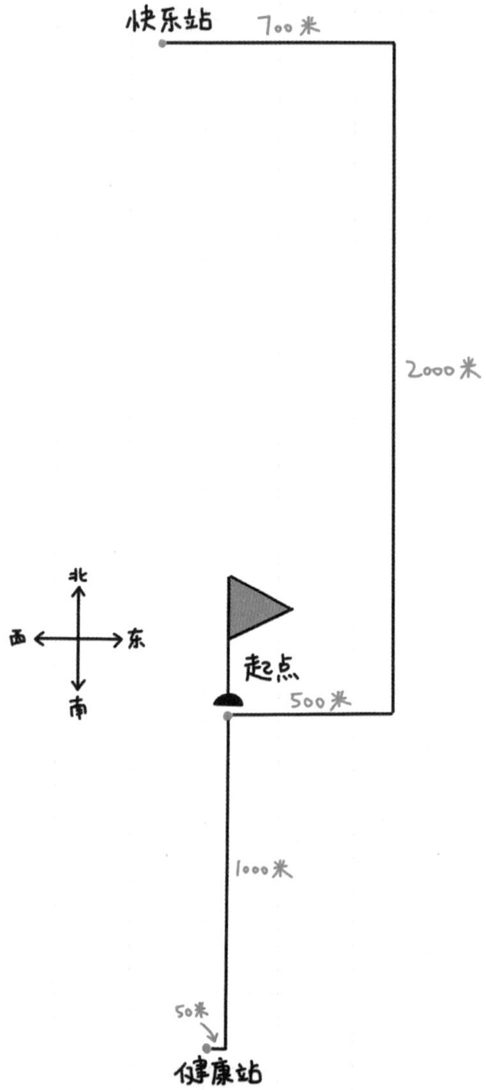

逻辑小贴士

日常生活中经常出现问路和被问路的情况，有效地从对话中推理出建筑的相对位置，快速形成心理地图，能提升我们的认路能力。在日常生活中常常进行逻辑思维推理训练不仅可以让我们的生活技能提升，还能让我们的大脑更年轻！

周日

周一

周二

周三

周四

周五

周六

今日训练：绘制几何图形

任务难度：★★★

任务领域：视空间训练

请仔细观察下面的图形，借助圆规、三角板等工具，先模仿，再凭借记忆在下一页重新描绘这些图形。

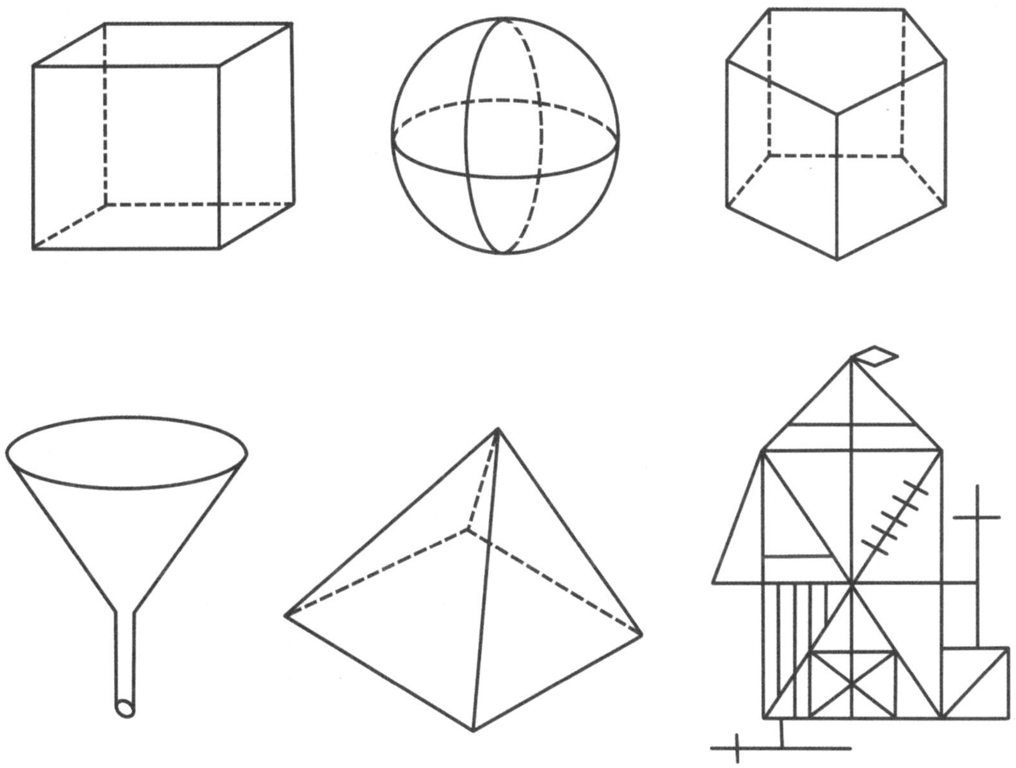

请画在空白处。

视觉小贴士

模仿绘制复杂图形能训练我们的视空间感知能力和空间记忆能力。能够较好地模仿绘图以及凭借记忆尽可能多地画出图形的细节，表明您具有良好的空间记忆能力。这里使用的图形也经常用于认知功能测验中，如复杂图形测验（complex figure test, CFT）。

周日

周一

周二

周三

周四

周五

周六

今日训练：七彩情绪

任务难度：★★

任务领域：心理训练

每个人的心理活动都伴随着一定的情绪，不同的情绪构成了我们多彩的生活。也许我们会为了一件小事高兴、愉快、满足，这些情绪或许有着明快的颜色；而有时我们也会被烦恼所影响，感到气愤、难过、内疚，这些情绪或许有着暗淡的颜色。正是不同的情绪共同绘制了我们的七彩生活。

请静静地回忆，过去的一段时间，可能是这一周，也可能是这一个月，您每天的生活中都有哪些情绪。可能是令您愉悦的，也可能是令您难过的。尽可能多地去回忆，回忆一下当时的场景和您的感受，并将它们写下来。

心理小贴士

我们的情绪就像彩虹一样色彩丰富，将情绪和颜色联系到一起能够帮助我们更形象地认识和感受自己的情绪。这个练习能够锻炼我们觉察情绪的能力，从而促进和保证我们心理的健康。

场景/事件	情绪	颜色

周日

周一

周二

周三

周四

周五

周六

今日训练：想法的审判

任务难度：★★★

任务领域：心理训练

在这个练习中，您要先后扮演原告律师、被告律师以及法官，对一个想法进行开庭审理，判定出该想法的准确性。

想法	
被告律师 不利于这个想法的证据	原告律师 利于这个想法的证据
法官的裁决	

想法

原告律师（利于这个想法的证据）

法官裁决

被告律师（不利于这个想法的证据）

心理小贴士

通过有趣的角色扮演，从正反两个方面来检视一个想法，能够帮助我们理清思绪，从更客观的角度去判断一个想法是否合理。

周日

周一

周二

周三

周四

周五

周六

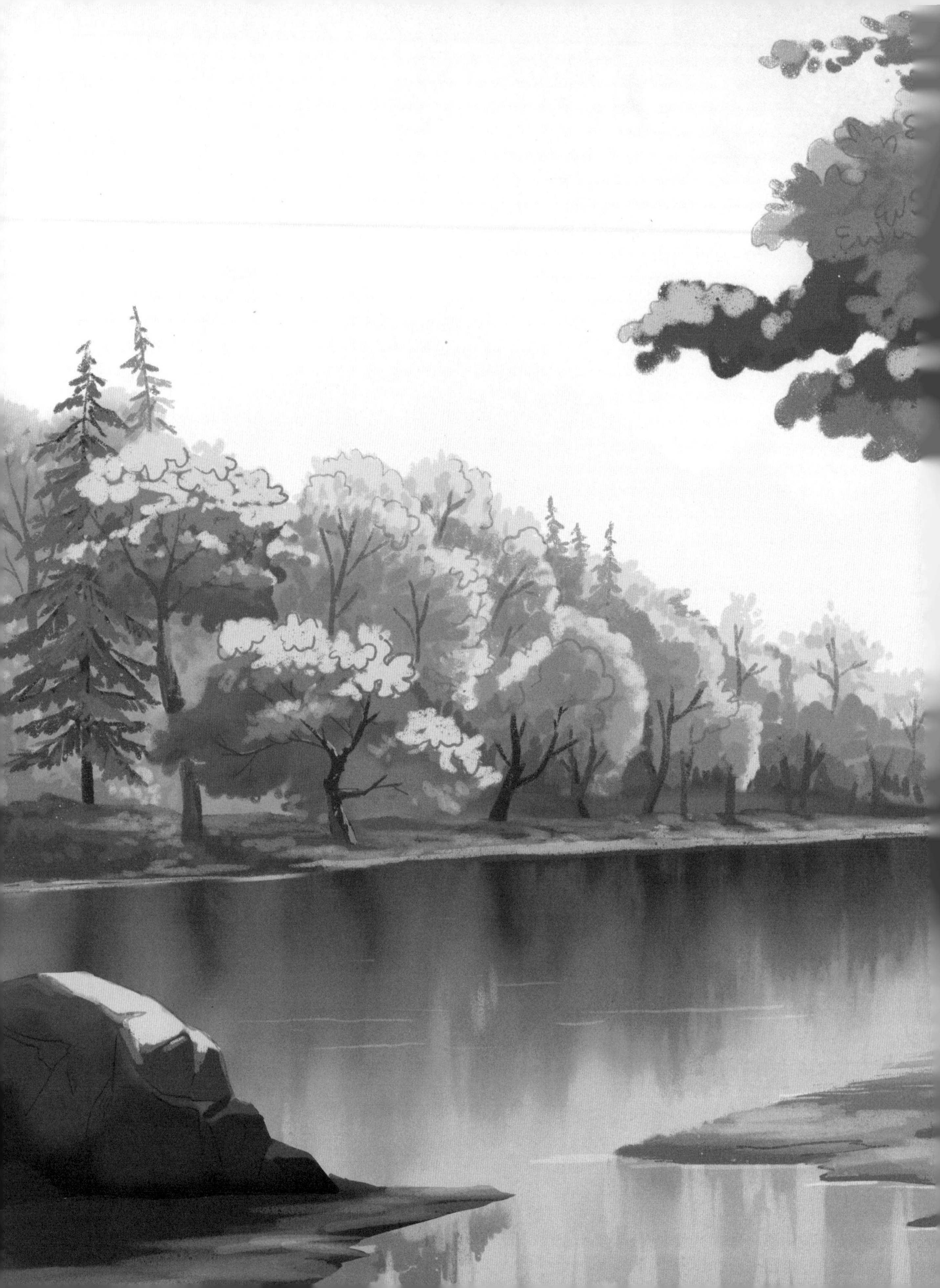

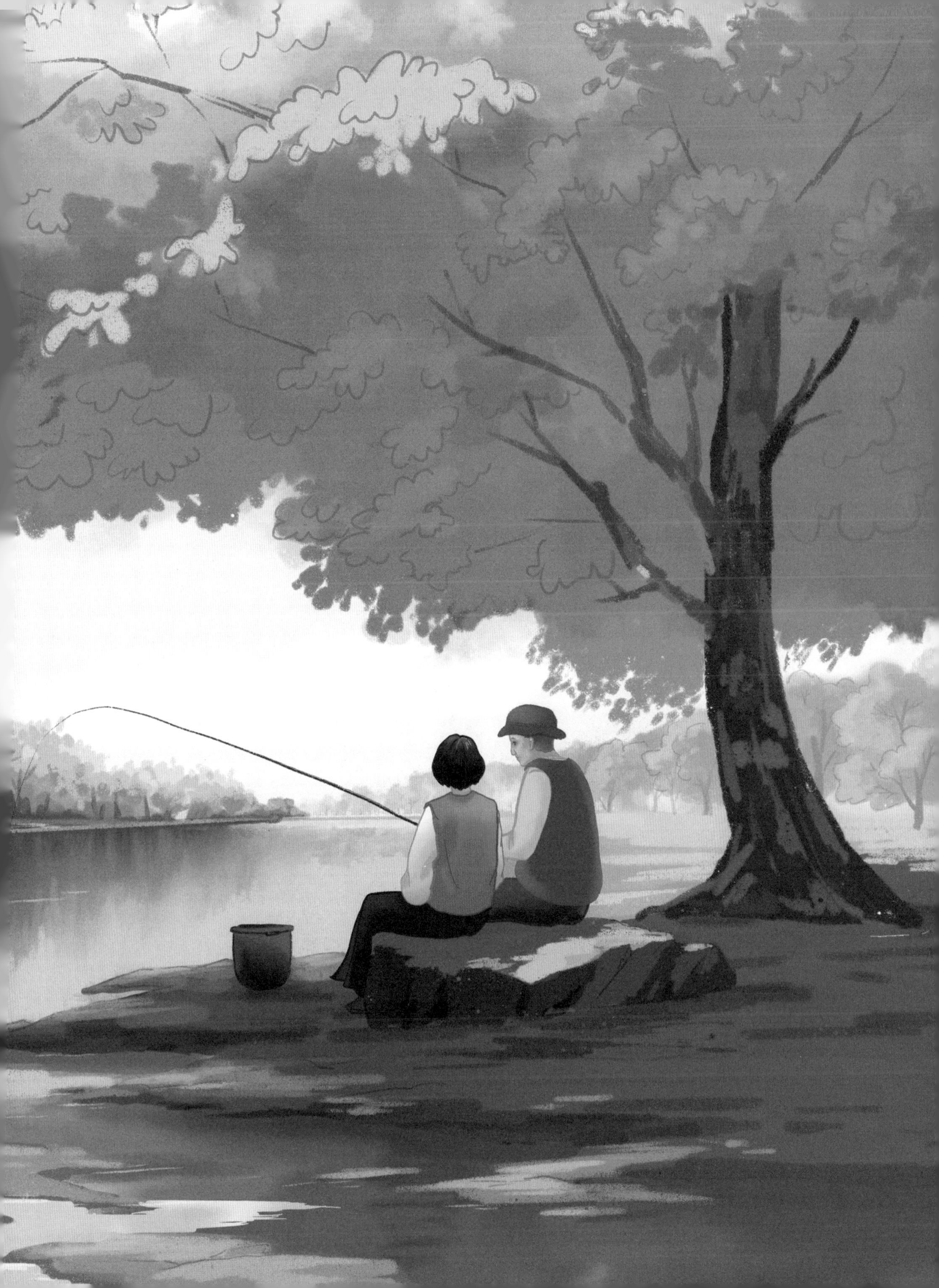

10

TA

今日训练：情景记忆

任务难度：★★

任务领域：记忆训练

请仔细观察下面的图片，然后翻到下一页。

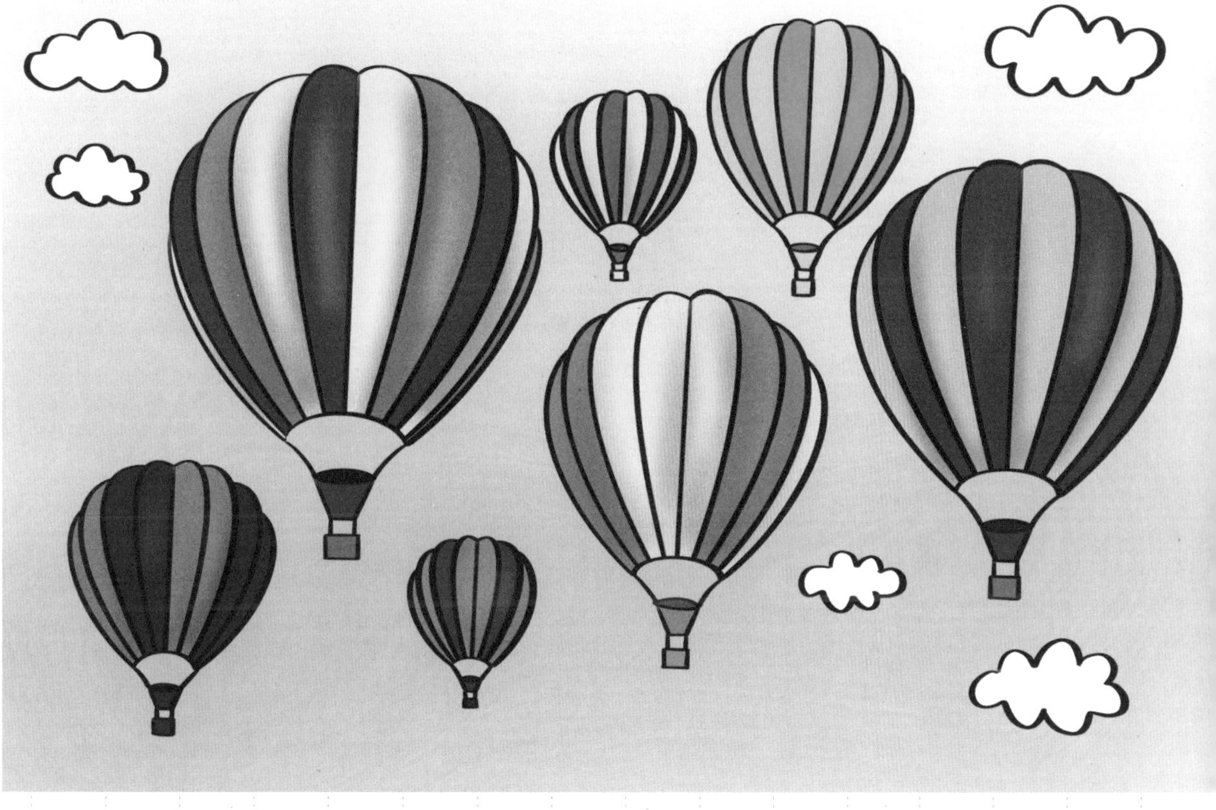

问题

第一题：图中一共有几个热气球？

第二题：图中一共有几朵云？

第三题：哪个颜色的热气球最大？

翻转查看答案

第一题：图中一共有7个热气球。

第二题：图中一共有5朵云。

第三题：红、黄、橙色相间的热气球。

记忆小贴士

情景记忆是日常生活中最容易使用到的记忆之一。从儿时发生的事情，到青年时离开家乡的场景，再到现在幸福的时刻，都是情景记忆帮我们记下的。积极锻炼情景记忆，不要忘记生活中的美好时刻哦！

周日

周一

周二

周三

周四

周五

周六

今日训练：四人赛跑

任务难度：★★

任务领域：逻辑训练

有一天您在陈俊家喝茶聊天，他的孙女突然走过来向他求助解答作业，陈俊一时也想不出答案，您能帮帮他们吗？题目如下。

小王、小于、小李、小刘四人参加一百米赛跑。

小王说："我赢了小刘。"

小李说："我记不清谁是第一名了，但我临到终点时超过了第二名。"

小于说："我记得小李跑在我前面。"

小刘说："我跑赢了小于。"

问：四人到达终点的先后顺序是：（ ）、（ ）、（ ）、（ ）。

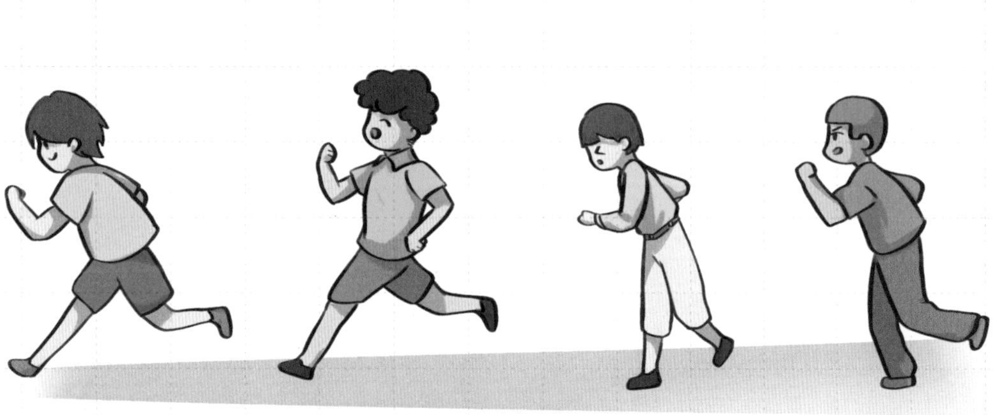

提示：小李临到终点时超过了第二名，那小李是第几名呢？

答案

四人到达终点的先后顺序是：小王、小李、小刘、小于。

逻辑小贴士

您平时爱看短跑比赛吗？这次用大脑模拟一下四人比赛的场景，用逻辑思维推断每个人的位置吧。锻炼逻辑思维可以使我们在日常生活中解决问题时更加有条理，更加有效率，而且对我们的大脑有很大益处，快给您的大脑锻炼一下吧！

周日

周一

周二

周三

周四

周五

周六

3

今日训练：找东西

任务难度：★★

任务领域：视空间训练

正月的大集充满了年味，喜气洋洋的人群、琳琅满目的商品、各式各样的美食充满集市的每一个角落。请仔细观察下方的图片，找出灯笼、鸡、小猫、冰糖葫芦、春联、小女孩的衣服、帽子这7类目标物品并标记出来。

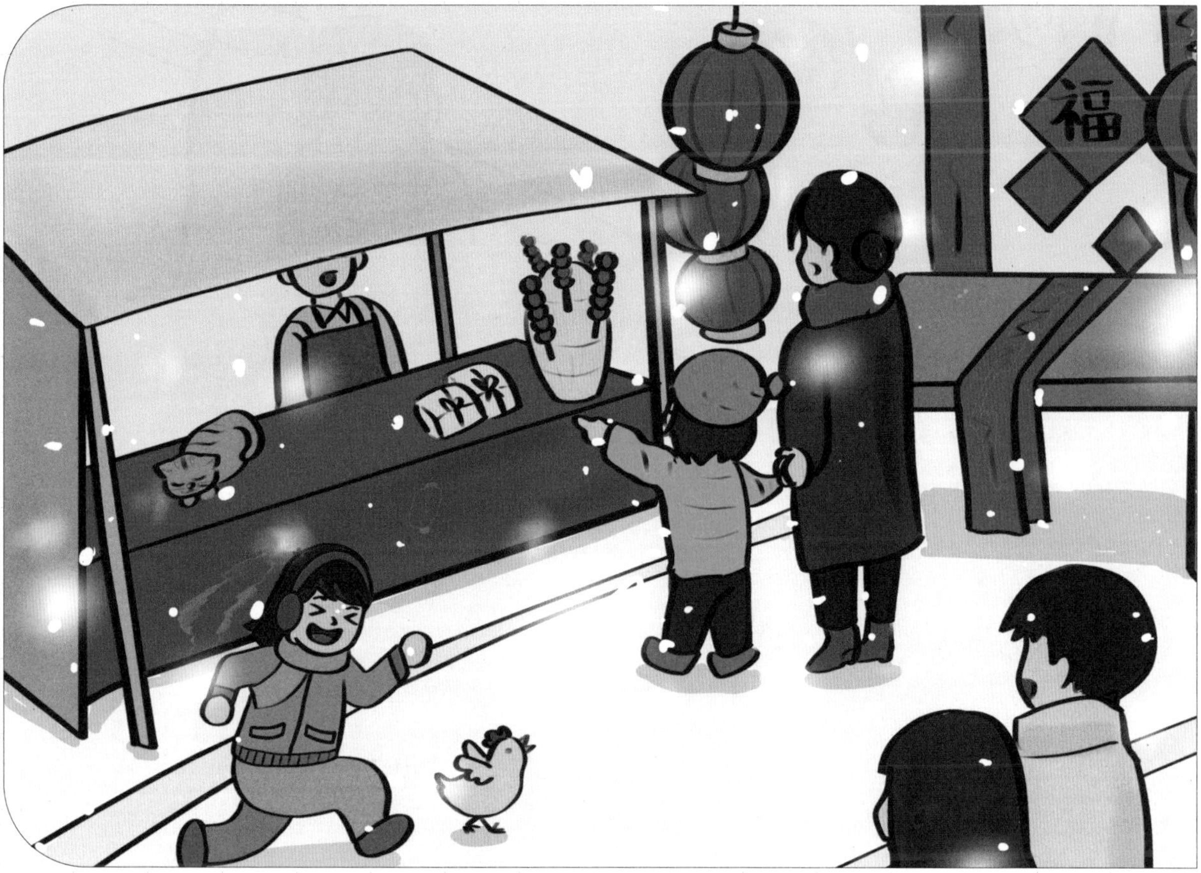

提示：认真观察、仔细对比，答案就在眼前！

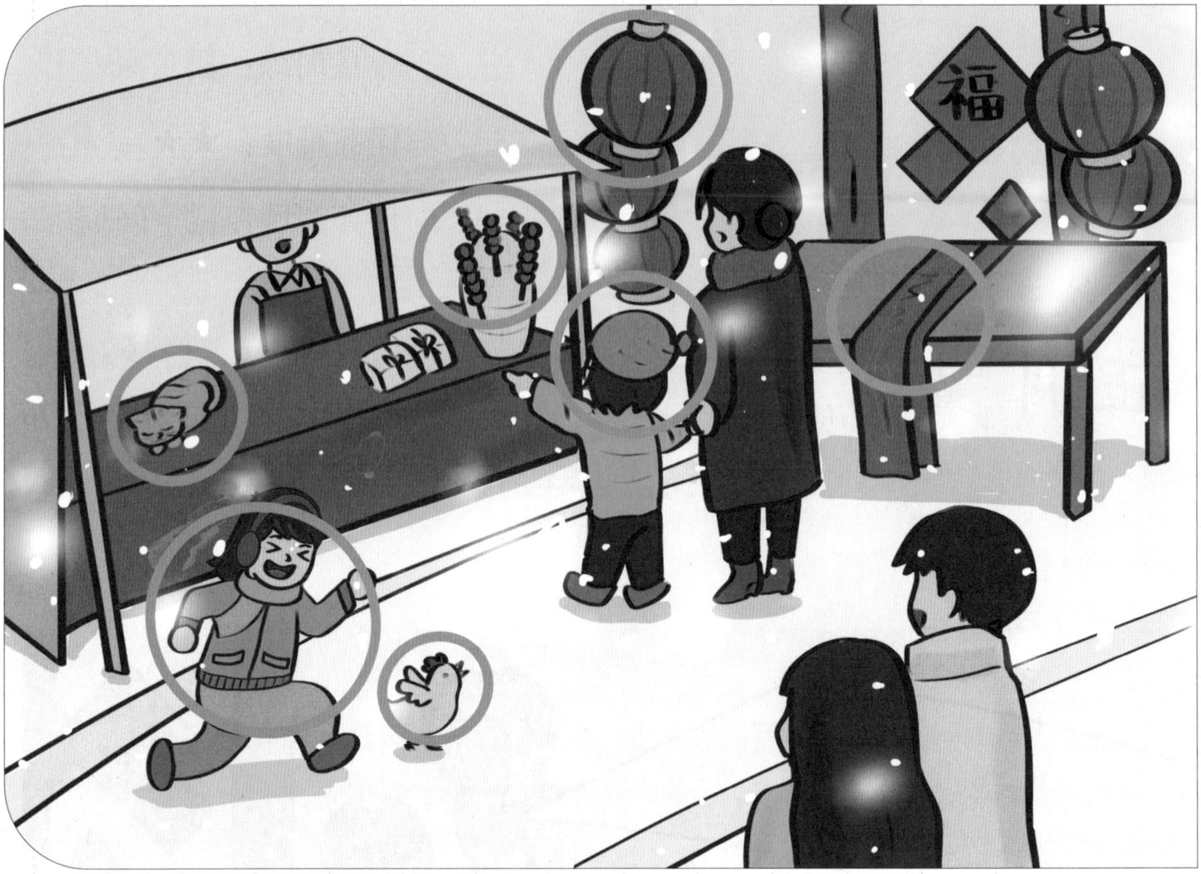

视觉小贴士

本训练可以锻炼您对形状、空间的感知力，并且有效提升您的信息检索能力。通过训练，您在复杂场景下寻找线索的能力将会得到改善。

周日

周一

周二

周三

周四

周五

周六

4

今日训练：负性预测检验

任务难度：★★

任务领域：心理训练

回忆并记录下过去发生的不愉快事件，自己在当时过程中的一些想法以及事件最后真实的结果。

例如，您可能经历过一次和子女间的争吵，还曾预测“我的子女对我很厌恶”或“我永远不会感到快乐了”。在第二栏写下过去您的预测，在第三栏写下后来真实发生的结果。

心理小贴士

这个训练可以帮助您检查自己遇到事情是否存在负性预测的倾向，判断自己是否在遇到事情的时候，总是用消极的态度来看待和预测结果。

事件	当下的想法	真实的结果
例：和子女争吵	子女讨厌我了	第二天就和好如初了

周日

周一

周二

周三

周四

周五

周六

今日训练：倒放的时钟

任务难度：★★★

任务领域：逻辑训练

退休后，赵明有了一个新爱好，那就是了解并收集各式各样精致的钟表。从中国古代的更漏到西洋自鸣钟，从机械钟到石英钟，再到电子钟，他都要仔仔细细地观察构造、思考原理、欣赏造型，遇见实在喜欢的便要带回家收藏，不知不觉，已经摆了一屋子。

这天，他去参加钟表博览会，在现代科技的展棚内看见了三款“倒放钟”，顾名思义，这三只钟表为一组，和寻常的钟表不同，它们都是倒着放的。

请您和赵明一起，仔细观察下面这三个钟表盘，您能看出分别是几点、几分、几秒吗？请您记住钟表的细节，观察完毕后翻到下一页。

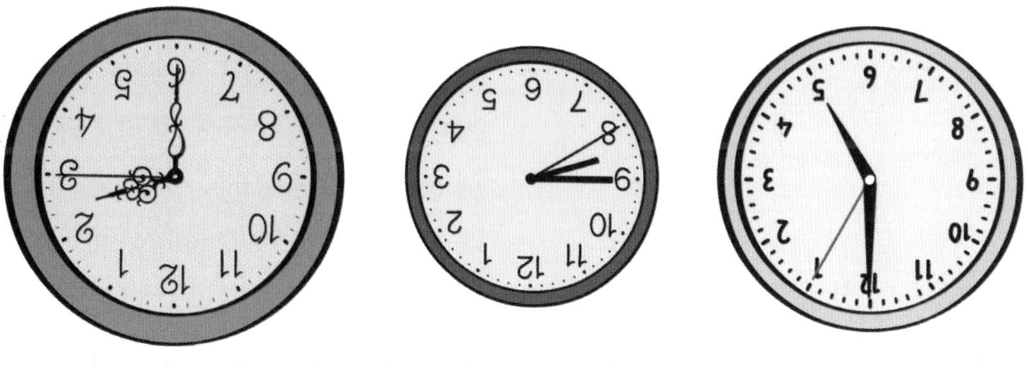

钟表博览会的主办方举办了趣味小活动，只要答对下面两个问题，就可以获得纪念品。

第一题：蓝色钟、黄色钟和红色钟分别是什么时间呢?

第二题：哪个钟的表盘最小?

请您和赵明一起思考答案，赢取纪念品吧!

翻转查看答案

第一题：蓝色钟时间为2:30:15；黄色钟时间为5:00:05；红色钟时间为8:45:40。

第二题：红色钟表盘最小。

逻辑小贴士

大脑内部的不同脑区各有分工，对于正常的物品和信息会产生相对固定的反应，而看到特别的物品和信息时，大脑会用新的反应方式来处理。辨别倒放钟的时间，可以锻炼我们的大脑，在生活中您也可以试一试，把时钟或日历倒过来放，考考自己哦!

周日

周一

周二

周三

周四

周五

周六

今日训练：胡同的清晨

任务难度：★

任务领域：记忆训练

于娜 每天早上都会穿过长长的胡同晨练、遛弯儿、买东西。请仔细观察她的活动，记住她去过的地方和这些地方与她家之间的距离。

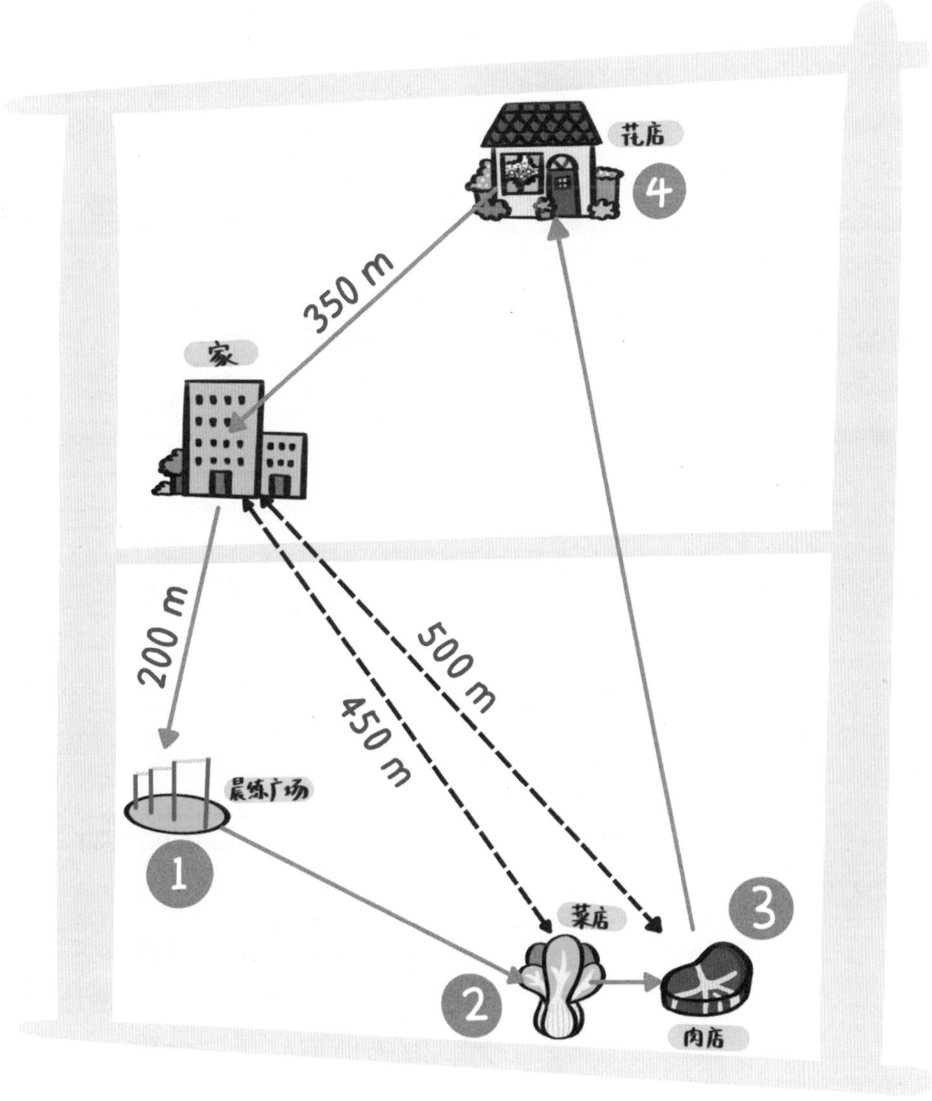

现在，请回忆一下。

第一题：于娜离开家之后去了哪几个地方？

第二题：哪两个地方之间的距离最近？

第三题：去过的地方中，哪个距离于娜家最远？

第一题：于娜离开家之后去了晨练广场、菜店、肉店和花店。

第二题：菜店和肉店之间的距离最近。

第三题：肉店离于娜家最远。

翻转查看答案

记忆小贴士

空间记忆能够帮助我们记住事物之间的位置关系。积极锻炼记忆力，提升捕捉生活细节的能力，准确地记忆生活的瞬间，能够帮助我们提升生活的质量，更好地度过晚年生活。

周日

周一

周二

周三

周四

周五

周六

今日训练：蝴蝶拍

任务难度：★

任务领域：心理训练

1.找一个舒适的环境站立或坐下，平稳呼吸。

2.双手交叉放在胸前，轻抱自己对侧的肩膀或上臂，用舒服的力度交替轻拍肩膀或上臂。左右各拍一次为一轮，以时钟秒针的运动为轻拍的速度和节奏，8~12轮为一组，可重复做2~3组。

3.一边轻拍，一边告诉自己：“现在我只关注正面且积极的东西，不舒服、不高兴的事情都放到一边。”

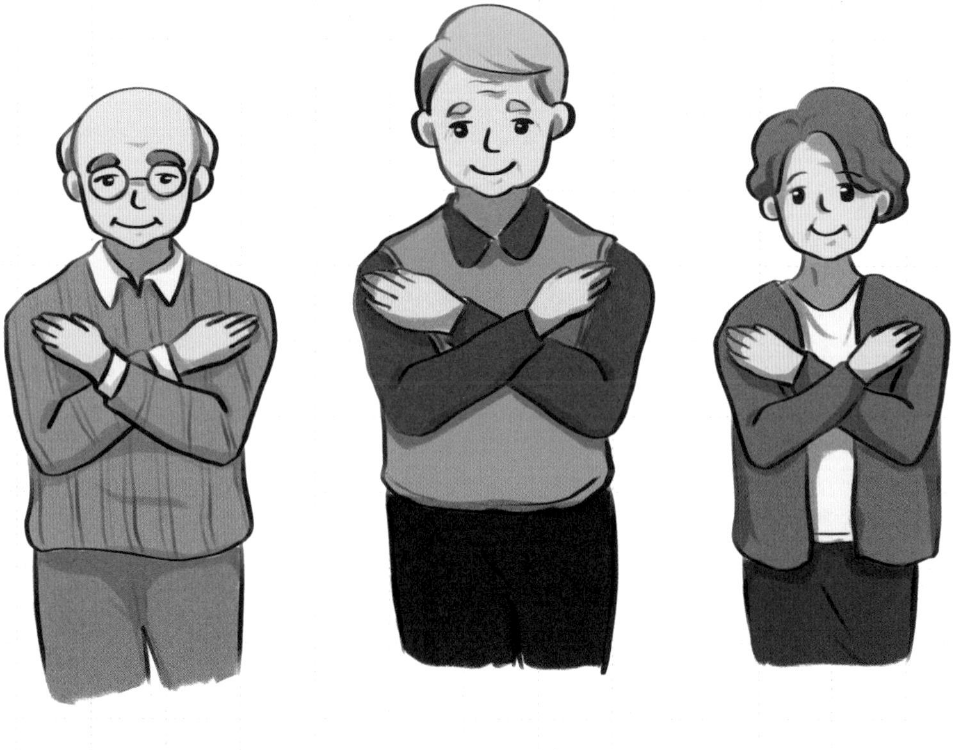

心理小贴士

这是一个非常简单易做的平复情绪的方法，当我们在某些时刻感到不安、焦虑或是恐惧时，都可以“拍一拍”自己哦！

周日

周一

周二

周三

周四

周五

周六

今日训练：揉小球

任务难度：★★

任务领域：心理训练

当您感到烦躁、焦虑或者其他让您不舒服的情绪时，请做3次深呼吸，想象您的身体里有一个蓝色的小球，把您感受到的那些负面情绪统统放进这个小球里。

接下来，请把这个小球慢慢地移动到身体的外面，用手抓住这个小球。

接下来，开始用您的双手慢慢揉动这个小球，慢慢地揉动、揉动，让小球在您的双手间慢慢地滚动。

继续揉这个小球，慢慢地，您会发现，小球变得越来越小，越来越小，继续这么揉动，直到您感觉平静……

心理小贴士

这个方法通过运用我们的想象力来帮助我们缓解当下的不良情绪，快来试试吧！

周日

周一

周二

周三

周四

周五

周六

今日训练：猜猜我是谁

任务难度：★★

任务领域：逻辑训练

有一天 您在陈俊家喝茶聊天时，他的孙女又来求助解答作业题了，还是上一次的题目类型，您来帮帮他们吧。题目如下：

小王、小张、小赵三个人是好朋友，他们中的一个人经商，一个人考上了大学，一个人去学习烹饪。

此外，还知道以下条件：小张的年龄比厨师的大；大学生的年龄比小张的小；小王的年龄和大学生的年龄不一样。

请推断出这三人谁是商人？谁是大学生？谁是厨师？

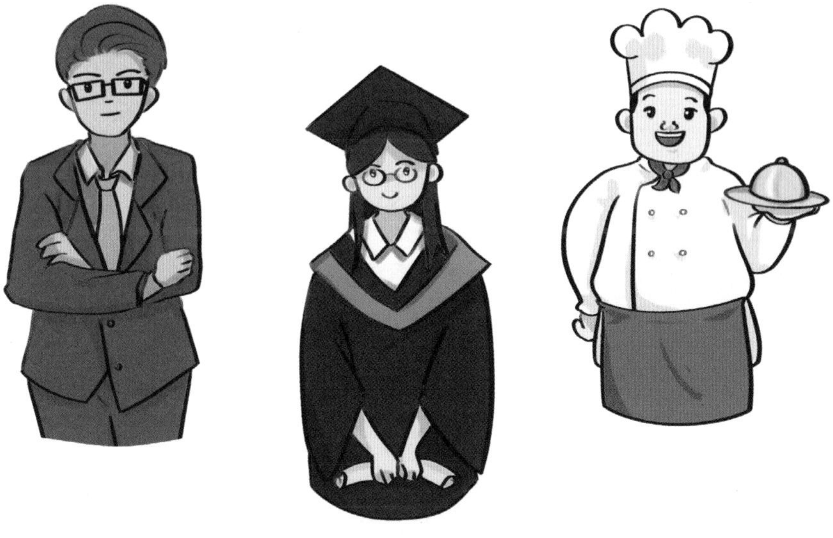

提示：首先根据大学生与其他二人之间年龄的关系，推理得到确定信息。接着在此基础上充分利用假设的思想，顺着一种假设推断下去查看有无矛盾的地方，有则排除了该假设，直到发现答案。

翻转查看答案

小赵——大学生　　小张——商人　　小王——厨师

逻辑小贴士

逻辑推理中的假设元素，可以使我们在事情发生之前估计结果，也可以在事情发生之后帮我们找到起因！大家一起来锻炼自己的逻辑能力吧！

周日

周一

周二

周三

周四

周五

周六

今日训练：我为我自己骄傲

任务难度：★

任务领域：心理训练

用自己的人生经历补充完整“我______，我为我自己骄傲”，至少写出5个句子。请尽可能多地回忆让自己感到骄傲的事情，并将它们都写下来。

例如，我在工作中尽职尽责，我为我自己骄傲。

心理小贴士

如果想不到5个，那就从今天开始，去做一件让自己感到骄傲的事情吧！

请写在空白处。

周日

周一

周二

周三

周四

周五

周六

今日训练：对战五子棋

任务难度：★★

任务领域：逻辑训练

赵明、于娜、李萍三人都很喜欢下五子棋，三人经常约着一起下棋。这天，他们三个又聚到一起，其中两个人一起下棋时，另一个人就在旁边观战。最后，赵明一共下棋35分钟，于娜一共下棋30分钟，李萍一共下棋25分钟。

请您思考，赵明和于娜两人对战的时间是多久？

提示：您可以在题目中找到暗含的逻辑关系。因为五子棋是双人对战游戏，所以一定有两个人同时在下棋。例如，赵明下棋总时长为他和于娜、李萍分别对战时的时长总和。另外两个人的下棋时长也都是如此。因此便可以得到：[（赵明下棋总时长）-（赵明和于娜共同下棋的时长）]+[（于娜下棋总时长）-（赵明和于娜共同下棋的时长）]=李萍下棋总时长”。

答案

赵明和于娜两人对战了20分钟。

逻辑小贴士

五子棋起源于中国，是一种两人对弈的纯策略型棋类游戏。对弈时，双方分别使用黑白两色的棋子，下在棋盘竖线与横线的交叉点上，先形成五子连珠者获胜。与他人对弈可以锻炼我们的思维能力，多多思考能让大脑活动起来哦！

周日

周一

周二

周三

周四

周五

周六

今日训练：认知—情绪五栏表

任务难度：★★★

任务领域：心理训练

回忆一件过去一段时间内让自己产生负面情绪的事件，按照表格的要求填写对应的情景、产生的想法以及对应的情绪，之后试着换一个角度去想这件事，再看看相应情绪的变化。

例如：

情景	**想法**	**情绪1**	**替代性想法**	**情绪2**
子女一个月没来看我	子女一点都不关心我	伤心、难过	子女最近工作很忙，他们有自己的生活，我很欣慰。	释怀、理解

情景	想法	情绪1	替代性想法	情绪2

心理小贴士

通过整理自己的想法和情绪，我们可以发现很多时候我们之所以感到愤怒或是难过，是因为我们对于所处的情景或者发生的事件有着消极的认知。因此，如果想要从消极的情绪中走出来，改变我们自身的想法是很重要的一个途径。

周日

周一

周二

周三

周四

周五

周六

今日训练：我的权利清单

任务难度：★★

任务领域：心理训练

知道并行使自己的权利非常重要。在下一页左边一栏列出您认为您应该享有的权利，在下一页右边一栏列出您可以用来追寻这些权利的方式。

我有权……	因此我能够……
例如：让自己开心起来	拒绝那些让我不开心的事情或人

心理小贴士

每个成年人都有选择自己生活的权利。这个训练能够让我们意识到生活中有哪些本来就属于自己的权利，让我们能重拾并强化对生活的掌控感，这对于保持心理健康非常重要。

周日

周一

周二

周三

周四

周五

周六

图书在版编目（CIP）数据

老小孩日记：写出来的最强大脑 / 张占军著. —北京：北京师范大学出版社，2023. 10

ISBN 978-7-303-29386-5

Ⅰ. ①老… Ⅱ. ①张… Ⅲ. ①认知障碍 - 诊疗 Ⅳ. ①R749. 1

中国国家版本馆 CIP 数据核字（2023）第 169664 号

图书意见反馈 **gaozhifk@bnupg.com 010-58805079**
营销中心电话 010-58807651
北师大出版社高等教育分社微信公众号 新外大街拾玖号

LAOXIAOHAI RIJI：XIECHULAI DE ZUIQIANG DA NAO

出版发行：北京师范大学出版社 www.bnupg.com
北京市西城区新街口外大街 12-3 号
邮政编码：100088

印　刷：北京盛通印刷股份有限公司
经　销：全国新华书店
开　本：889 mm × 1194 mm 1/16
印　张：18.75
字　数：145 千字
版　次：2023 年 10 月第 1 版
印　次：2023 年 10 月第 1 次印刷
定　价：88.00 元

策划编辑：周益群　责任编辑：陈佳宵　张姗姗
美术编辑：陈　涛　装帧设计：陈　涛　李向昕
责任校对：郑淑莉　责任印制：马　洁
人物插画：梁君霖　题图插画：张路云
封面设计：苏　昶　内文设计：宋　涛